跟我学中药（下）

——常见中药详解

张继红　刘　宇　楚　立　主编

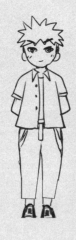

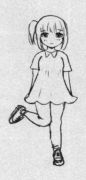

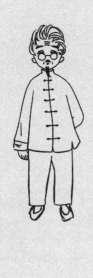

全国百佳图书出版单位
中国中医药出版社
·北 京·

图书在版编目（CIP）数据

跟我学中药 . 下，常见中药详解 / 张继红，刘宇，
楚立主编 . —北京：中国中医药出版社，2022.10（2023.12 重印）
ISBN 978-7-5132-7094-6

Ⅰ . ①跟… Ⅱ . ①张… ②刘… ③楚… Ⅲ . ①中药材—
普及读物 Ⅳ . ① R28-49

中国版本图书馆 CIP 数据核字（2021）第 155429 号

中国中医药出版社出版

北京经济技术开发区科创十三街 31 号院二区 8 号楼
邮政编码　100176
传真　010-64405721
三河市同力彩印有限公司印刷
各地新华书店经销

开本 880×1230　1/32　印张 8.25　字数 146 千字
2022 年 10 月第 1 版　2023 年 12 月第 2 次印刷
书号　ISBN 978 - 7 - 5132 - 7094 - 6

定价　45.00 元
网址　www.cptcm.com

服 务 热 线　010-64405510
购 书 热 线　010-89535836
维 权 打 假　010-64405753

微信服务号　zgzyycbs
微商城网址　https://kdt.im/LIdUGr
官 方 微 博　http://e.weibo.com/cptcm
天猫旗舰店网址　https://zgzyycbs.tmall.com

如有印装质量问题请与本社出版部联系（010-64405510）
版权专有　侵权必究

编者的话

中药，是指在中医理论指导下，用于预防、治疗、诊断疾病并具有康复和保健作用的物质。《中药学》为我国高等中医药院校的必修课，亦是广大中医临床工作者的案头必备书籍。但中药学相关知识涉及面广、体系庞杂、药味众多、内容较为枯燥，且药物间功用的相似性也给学习者带来较大困难。

《跟我学中药》是为广大中医药院校师生及中医药爱好者编写。本丛书以漫画的形式介绍中药学的基本理论、基本知识、基本技能，融学术性、趣味性、可读性于一体，以求寓庄于谐、寓教于乐，旨在对普及中医药知识、弘扬传统文化做出有益地探索和尝试。唯望中医的普及与传承如源源不竭的泉水，虽然点点滴滴，却能滋润心田，给大家带来绵长而持久的甘甜与清凉。

本丛书以"十四五"普通高等教育本科国家级规划教材《中药学》（钟赣生主编）为蓝本，分为上下两册。上册主要介绍中药基础知识，如中药的起源、中药的分类与采收、中药的药性、中药的配伍与用法等。下册主要分类介绍常用中药。

本书的酝酿、编写、审校与定稿，得到了河北中医学院药学院领导、老师和同学的大力支持与帮助，谨此致以诚挚的谢意！编写经验尚属不足，如存在不足之处，敬请各位读者提出宝贵意见，不胜感激！

本书编委会
2022 年 5 月

我们的 3 个主角儿

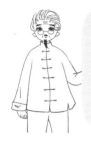

老甘　教授，泰斗

属性：学富五车 + 才高八斗 + 风流倜傥 + 鹤发童颜 + 老当益壮 + 慈祥仁爱，嗯……不过有时候严肃了点儿，哈哈。

（取中药甘草**纯和中正、老成持重、厚德载物**之义）

菖蒲　师兄，教授的研究生

属性：眉清目秀 + 英俊潇洒 + 一表人才 + 好学上进 + 坚毅果敢 + 见多识广，嗯……不过有时候有点儿不扎实，嘻嘻。

（取中药石菖蒲**生性强健、直立挺拔、效专力宏**之义）

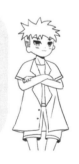

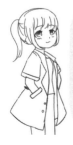

白芷　师妹，教授的学生

属性：沉鱼落雁 + 闭月羞花 + 亭亭玉立 + 活泼伶俐 + 敏而好学 + 勤勉好问，嗯……萌萌哒，啦啦。

（取中药白芷**面容姣好、肤色白皙、纯净无暇**之义）

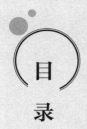

目录

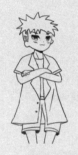

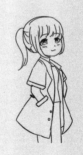

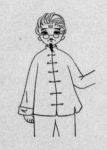

梦幻般的中药之旅
——中药各论概说

导读：

　　准备好了吗——我们即将背起智慧的行囊，满怀着必胜的信念，开启一段神奇而瑰丽的中药之旅——风景这边独好，千万莫要错过咧！

跟我学中药（下）——常见中药详解

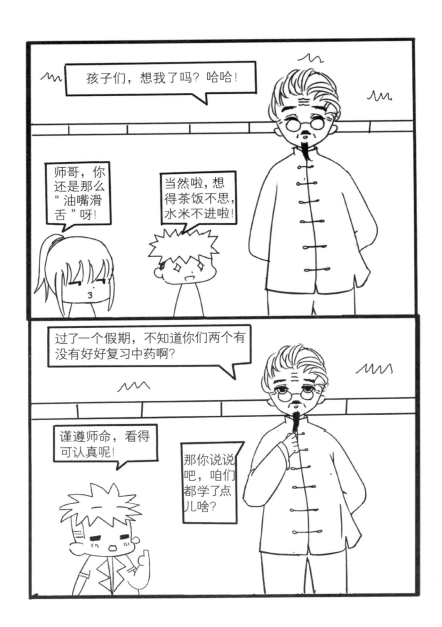

002

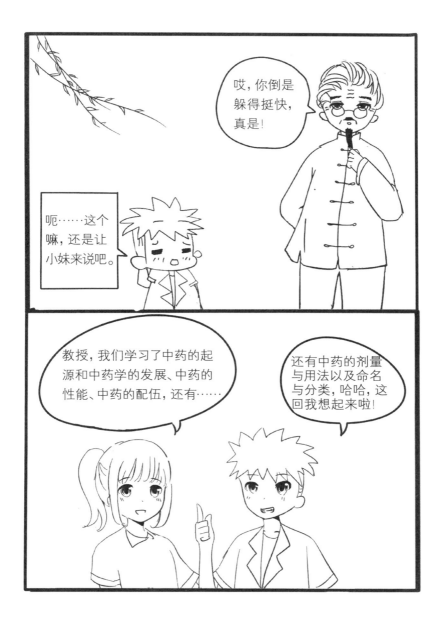

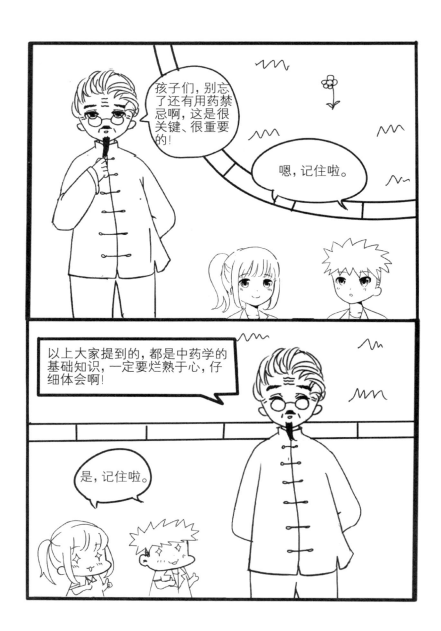

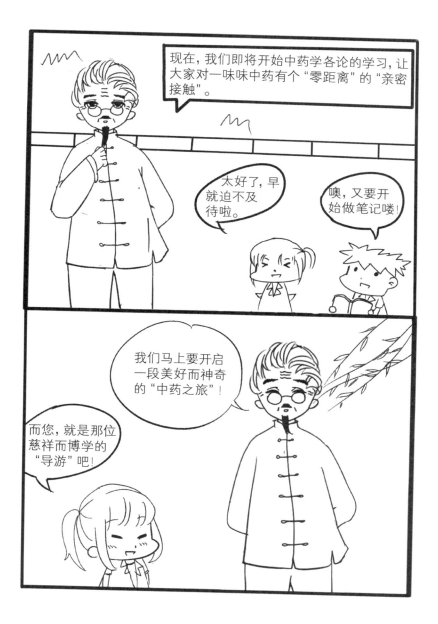

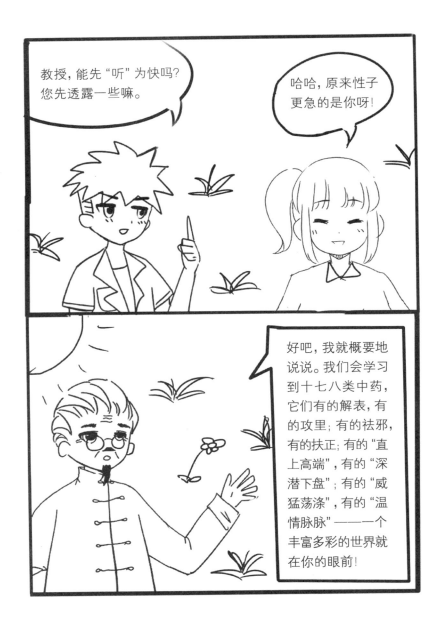

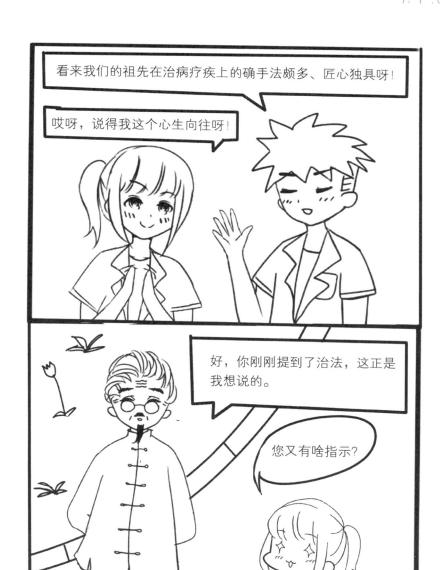

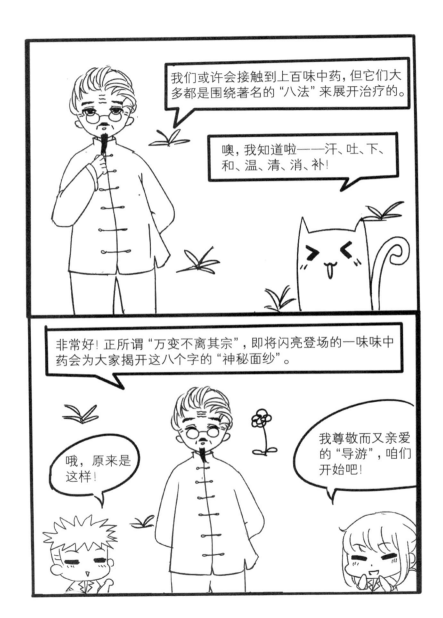

在本草的世界里，有的时候你会惊奇地体会到一如人间的冷暖百态与爱恨情仇，这并不夸张。生姜的"涓涓暖流"，薄荷的"清爽宜人"，大黄的"威武雄壮"，黄连的"苦尽甘来"，吴茱萸的"思乡情切"，杜仲的"藕断丝连"，附子的"回阳救逆"，阿胶的"血肉有情"……这些花草金石鸟兽的身影，定会让你魂牵梦绕，流连忘返——跟我来吧！

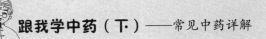
麻黄和"麻烦"
——麻黄（解表药）

导读：

任意翻开一本中药学的教材，麻黄都是第一位对我们笑脸相迎的姑娘。谁能想到，她看似娇小的身躯却蕴藏着强大的能量，让我们在"汗流浃背"之后，衷心地为她点上一个大大的赞。

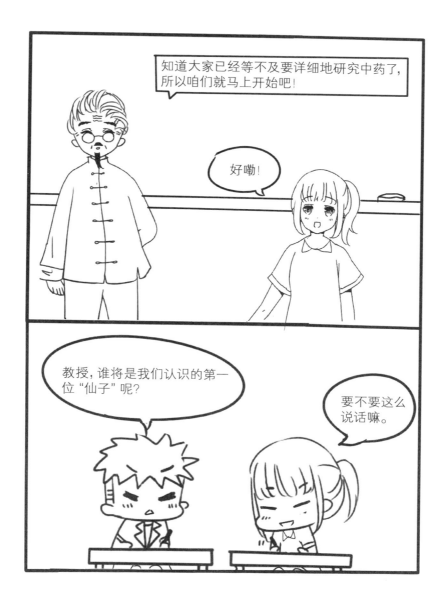

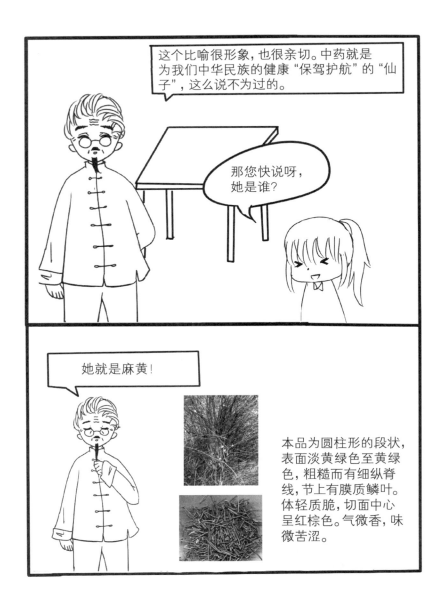

这个比喻很形象，也很亲切。中药就是为我们中华民族的健康"保驾护航"的"仙子"，这么说不为过的。

那您快说呀，她是谁？

她就是麻黄！

本品为圆柱形的段状，表面淡黄绿色至黄绿色，粗糙而有细纵脊线，节上有膜质鳞叶。体轻质脆，切面中心呈红棕色。气微香，味微苦涩。

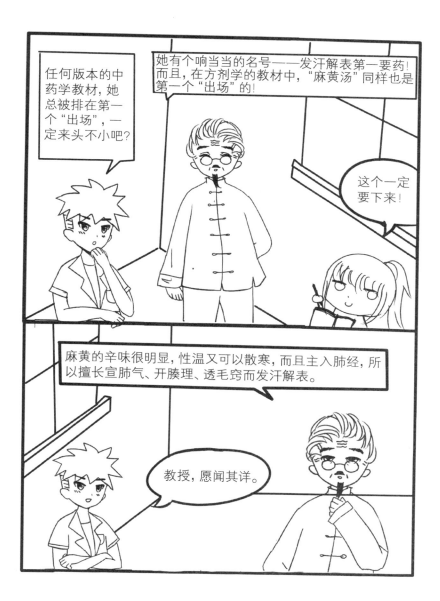

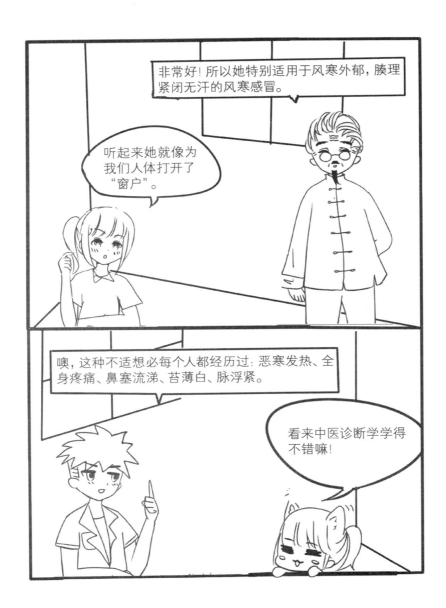

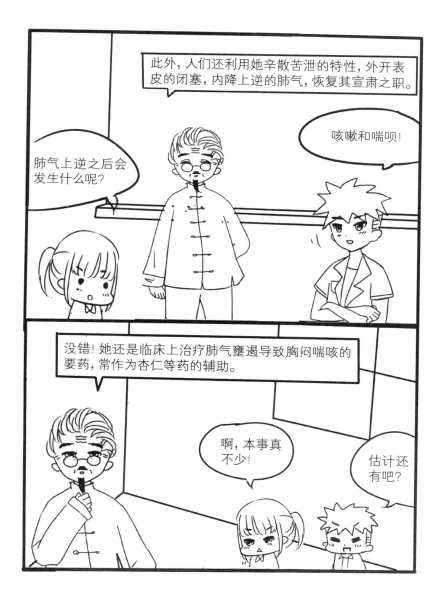

此外，人们还利用她辛散苦泄的特性，外开表皮的闭塞，内降上逆的肺气，恢复其宣肃之职。

咳嗽和喘呗！

肺气上逆之后会发生什么呢？

没错！她还是临床上治疗肺气壅遏导致胸闷喘咳的要药，常作为杏仁等药的辅助。

啊，本事真不少！

估计还有吧？

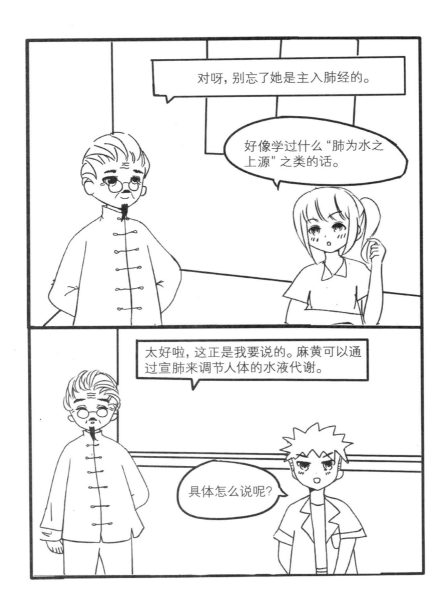

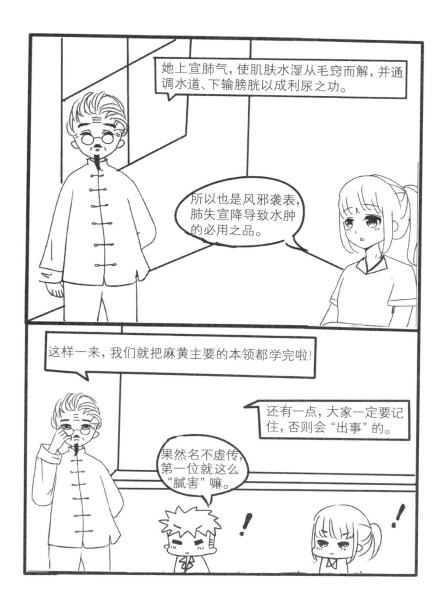

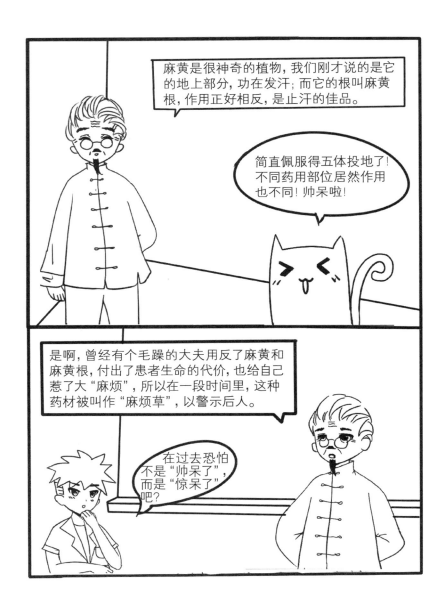

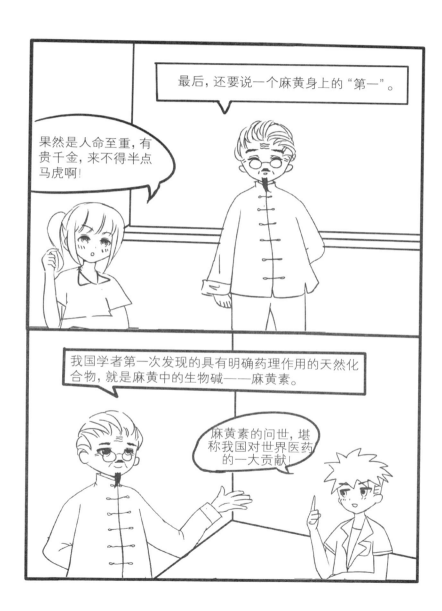

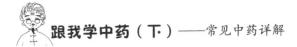

　　麻黄的煎服剂量一般为2～10g。蜜炙品润肺止咳功著，多用于表邪已去、气喘咳嗽者。因为发汗力强，所以表虚自汗、阴虚盗汗和肺肾虚喘者定要慎用。虽效专力宏，但"汗"也不是"随便"出的！

陶渊明的最爱
——菊花（清热药）

导读：

菊花秋天开花，饱经露霜，冬天虽花萎而不凋零，故得金水之气尤多。不要忘记，"悠然见南山"时在"东篱下"采集的菊花，吸引人的不仅有千姿百态的婀娜，孤傲清高的冷遇，更有祛病疗疾的神通。

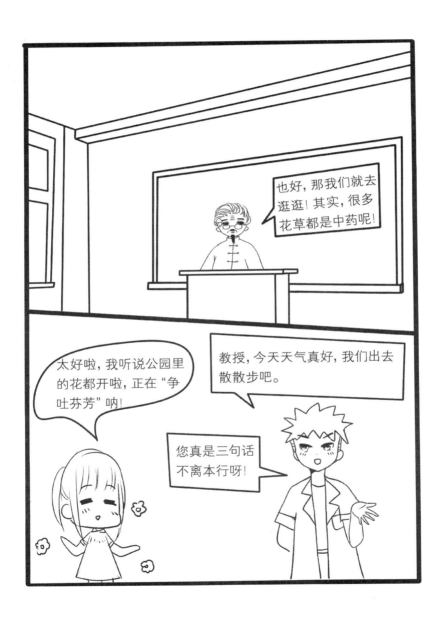

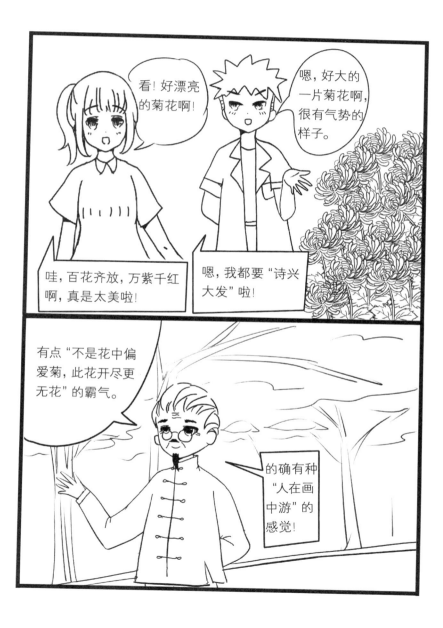

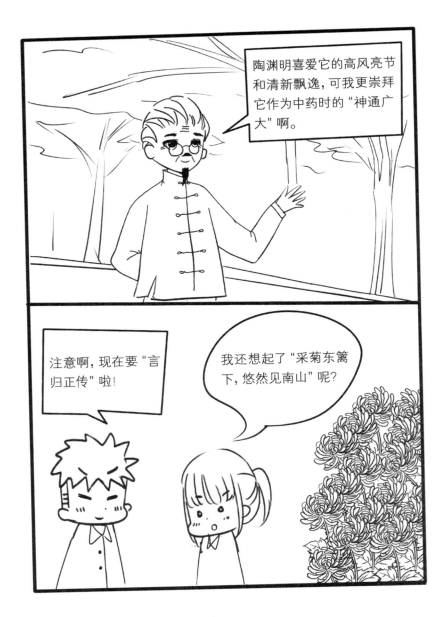

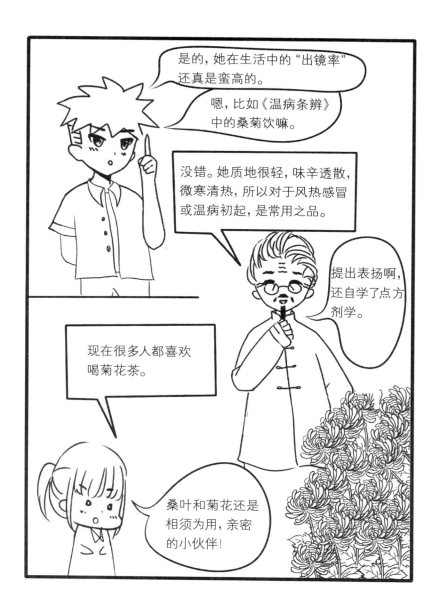

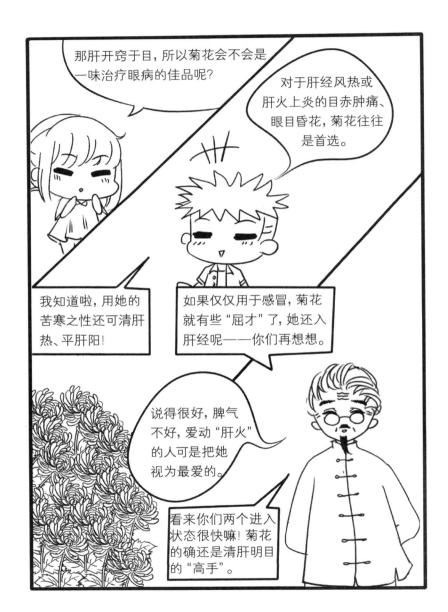

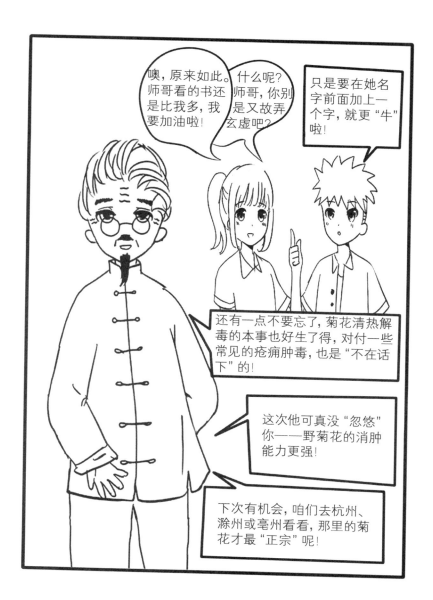

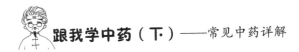

菊花主产于浙江、安徽、河南、四川等省区。9～11月花盛开时分批采收，阴干或熏蒸后晒干，生用。由于花的颜色不同，又有黄菊花和白菊花之分。"待有菊花至，热清眼目明"，菊花入口，别是一番滋味——一番清爽、幸福。无法忘怀的滋味久久萦绕心头。

栀子花开
——栀子（清热药）

导读：

"佳人如拟咏，何必待寒梅"——四季不凋的栀子花，从冬季开始孕育花苞，一直含苞至初夏才绽放。看似不经意的开放，确是经历了风雨霜雪的淬炼和望眼欲穿的期盼后得来的馨香馥郁。

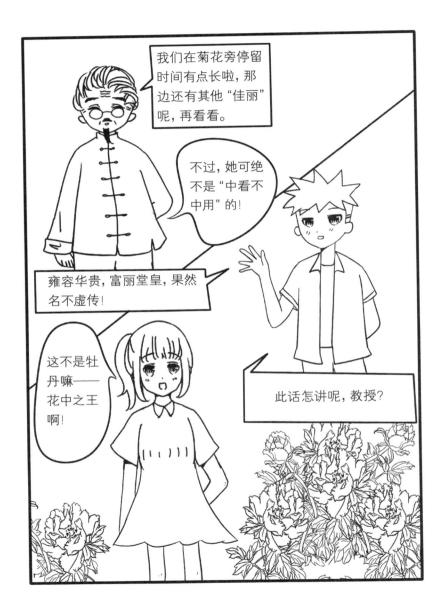

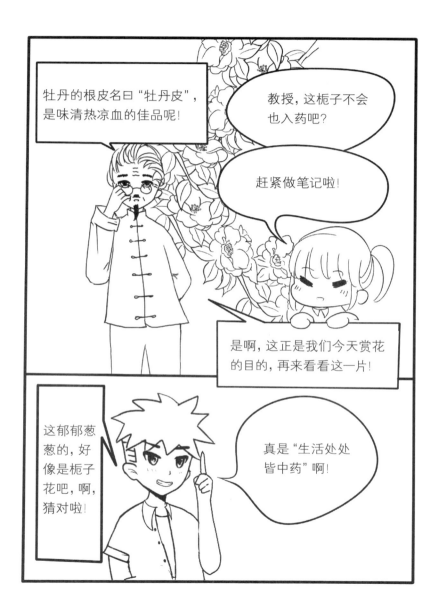

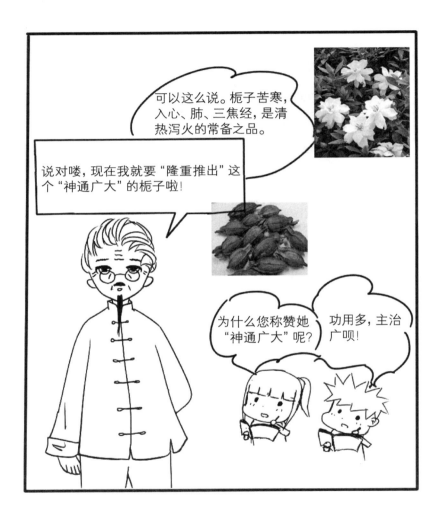

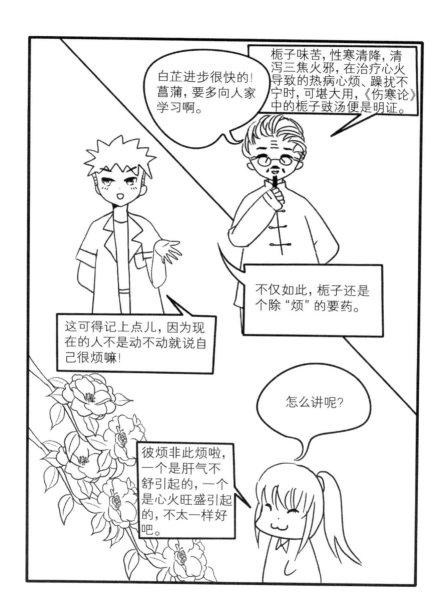

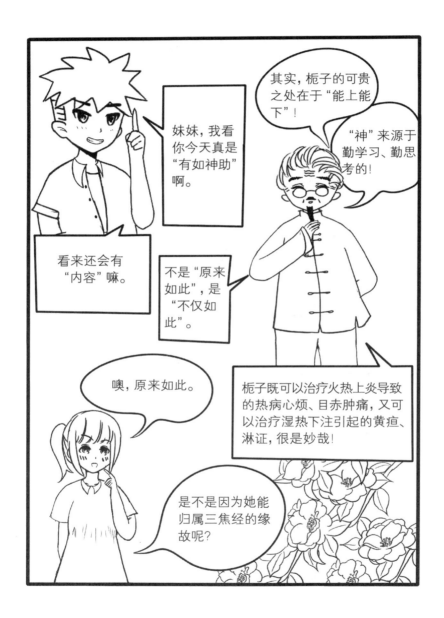

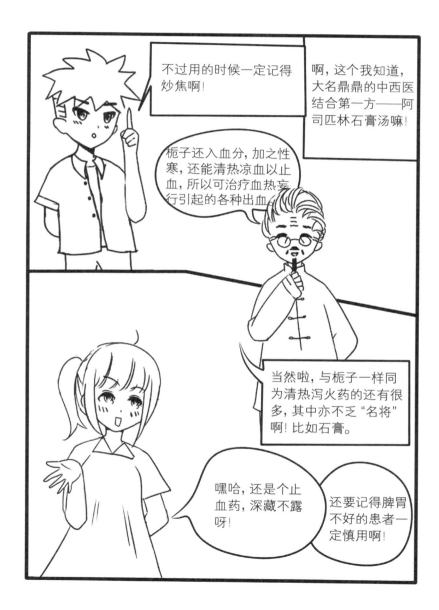

不过用的时候一定记得炒焦啊!

啊，这个我知道，大名鼎鼎的中西医结合第一方——阿司匹林石膏汤嘛!

栀子还入血分，加之性寒，还能清热凉血以止血，所以可治疗血热妄行引起的各种出血

当然啦，与栀子一样同为清热泻火药的还有很多，其中亦不乏"名将"啊!比如石膏。

嘿哈，还是个止血药，深藏不露呀!

还要记得脾胃不好的患者一定慎用啊!

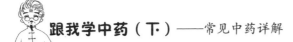

　　"绿波绕冰馨，暑夏最销魂"——栀子的温润、清香与美好从来都是溢于言表的。诗豪刘禹锡曾如此赞美栀子花："蜀国花已尽，越桃今已开。色疑琼树倚，香似玉京来。且赏同心处，那忧别叶催。佳人如拟咏，何必待寒梅。"那小小栀子看似柔弱纤细的身躯，舒顺与安抚了多少聒噪烦闷的心灵，用苦口的清凉诠释着永恒的爱与虔诚的守候。

不能不说的三黄
——黄芩、黄连、黄柏（清热药）

导读：

　　"湿热"总是个让人避之唯恐不及的邪气，侵犯的部位几乎无处不在，病势缠绵难愈，甚是顽固。然而对于接触过中药的人们来说，都会深知：对于湿热，谁敢横刀立马，唯我"三黄"将军！

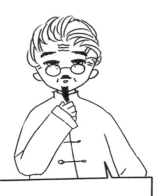

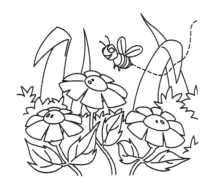

上次的花园之行，你们
两个感觉如何？

那你说说她的功效
有哪些吧？

收获颇丰、
满载而归嘛！

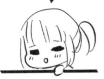

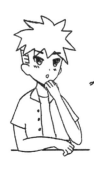

对栀子的印象是
尤为深刻。

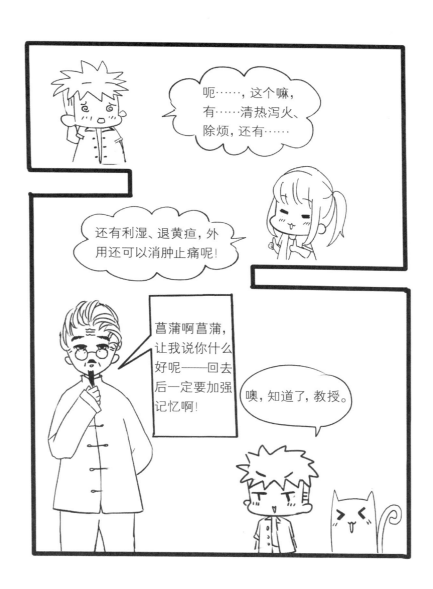

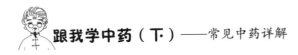

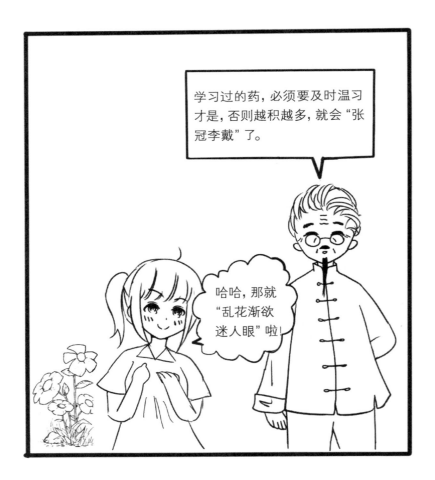

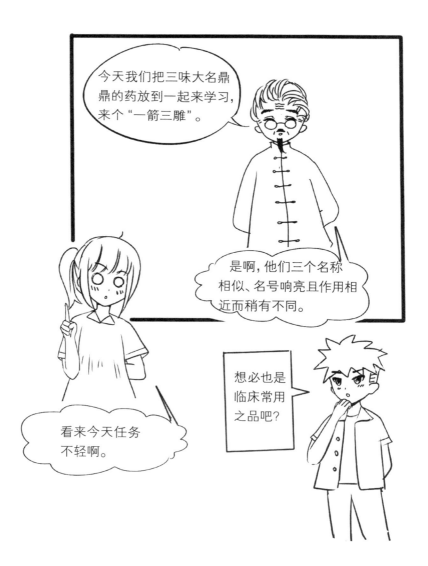

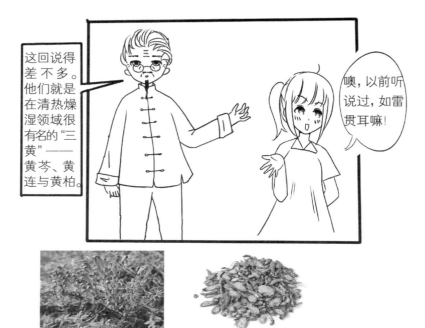

这回说得差不多。他们就是在清热燥湿领域很有名的"三黄"——黄芩、黄连与黄柏。

噢，以前听说过，如雷贯耳嘛！

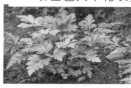

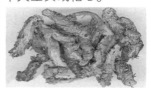

切面色黄车轮纹，中央坚实或枯心。

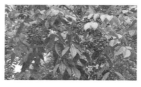

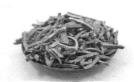

切面鲜黄或红黄，味道极苦不敢尝。

味道极苦丝条状，切面深黄纤维性。

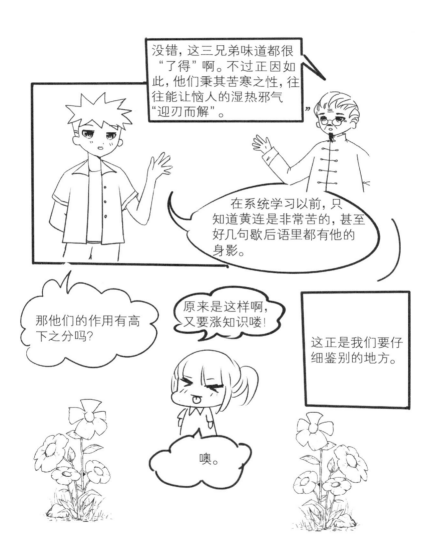

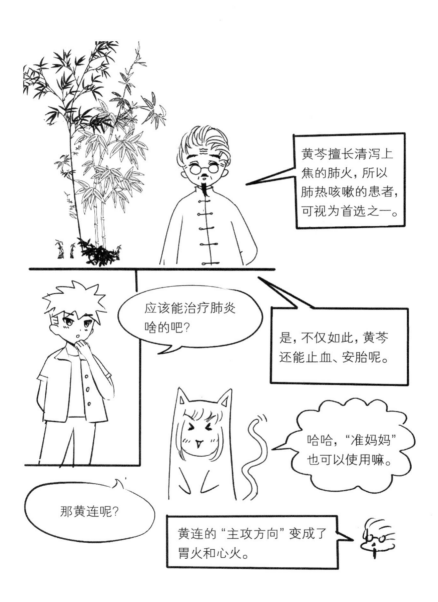

不能不说的三黄——黄芩、黄连、黄柏（清热药）

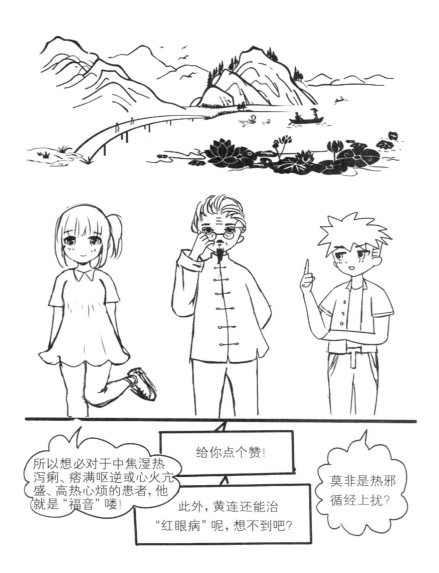

所以想必对于中焦湿热泻痢、痞满呕逆或心火亢盛、高热心烦的患者，他就是"福音"喽！

给你点个赞！

此外，黄连还能治"红眼病"呢，想不到吧？

莫非是热邪循经上扰？

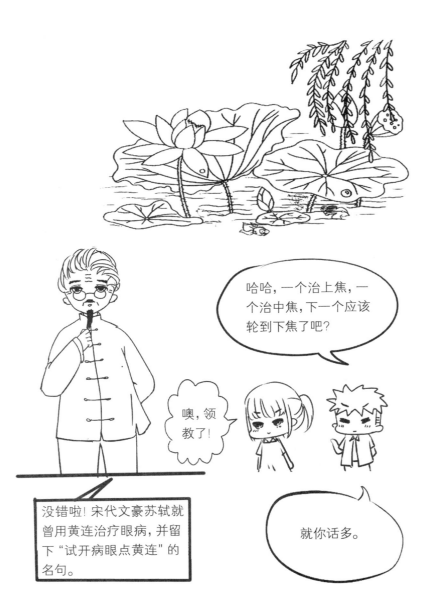

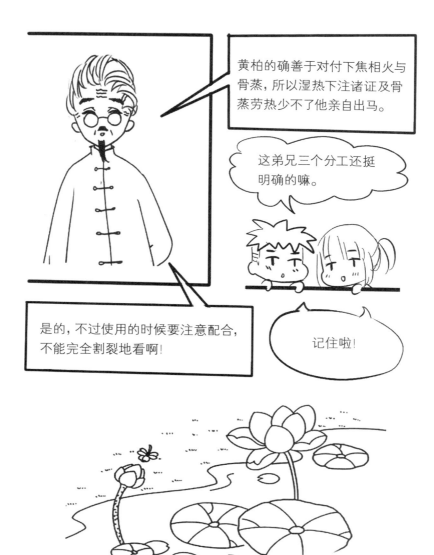

黄柏的确善于对付下焦相火与骨蒸，所以湿热下注诸证及骨蒸劳热少不了他亲自出马。

这弟兄三个分工还挺明确的嘛。

是的，不过使用的时候要注意配合，不能完全割裂地看啊！

记住啦！

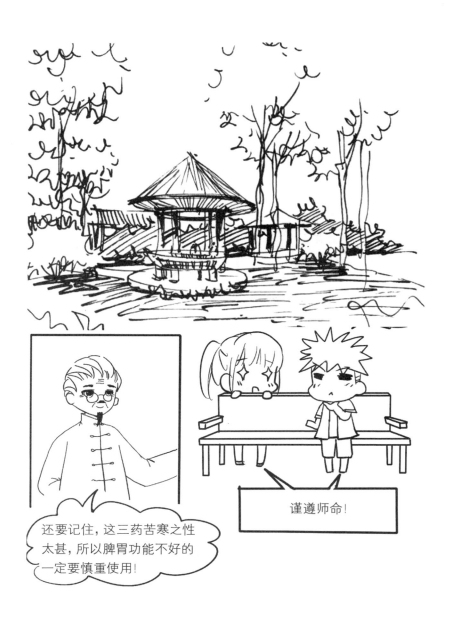

还要记住，这三药苦寒之性太甚，所以脾胃功能不好的一定要慎重使用！

谨遵师命！

不能不说的三黄——黄芩、黄连、黄柏（清热药）

　　湿热壅盛何所惧？待俺赶上前去，杀它个干干净净！"三黄兄弟"总是那样任劳任怨，总是那样坚韧虔诚，尽管或许因为难以释怀的苦而让人"敬而远之"。谁又能理解，在这独特而深刻滋味的背后，孕育着"苦尽甘来"的强大功效——良药苦口，名不虚传！

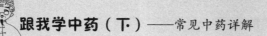

疮家圣药
——连翘（清热药）

导读：

连翘，一如其名——注定是中药里的翘楚，是本草军团里的一员猛将，直到把那恼人的邪热之风杀得烟消云散方才罢休，处处留下她的芳名。

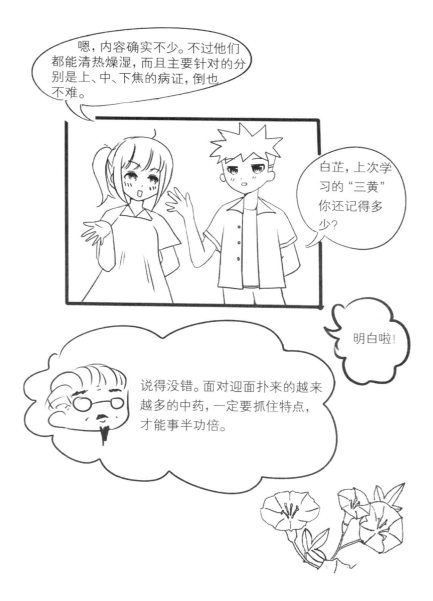

嗯，内容确实不少。不过他们都能清热燥湿，而且主要针对的分别是上、中、下焦的病证，倒也不难。

白芷，上次学习的"三黄"你还记得多少？

明白啦！

说得没错。面对迎面扑来的越来越多的中药，一定要抓住特点，才能事半功倍。

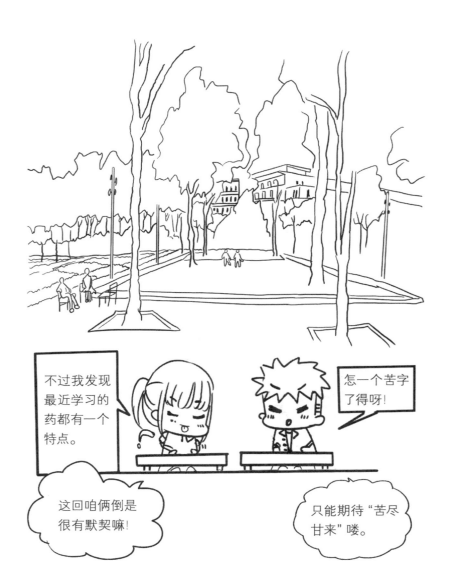

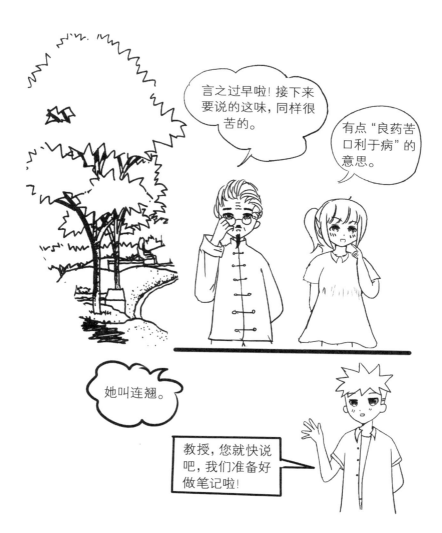

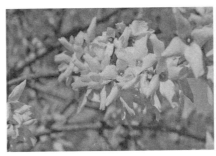

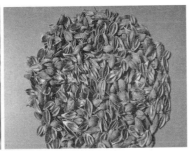

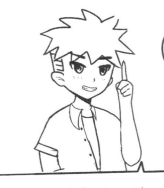

啊，好好听的名字啊！

想必是不仅好听，还"好用"吧。

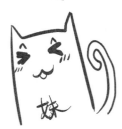

哈哈，饮片的形状倒是挺像鸟嘴的嘛！

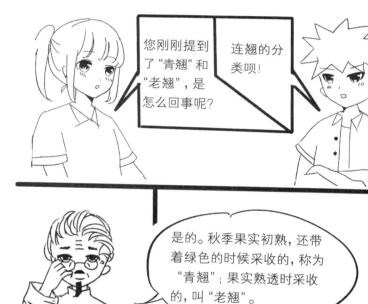

您刚刚提到了"青翘"和"老翘"，是怎么回事呢？

连翘的分类呗！

是的。秋季果实初熟，还带着绿色的时候采收的，称为"青翘"；果实熟透时采收的，叫"老翘"。

看啊，又有点像心形嘛。

这正是连翘最"可贵"的地方。

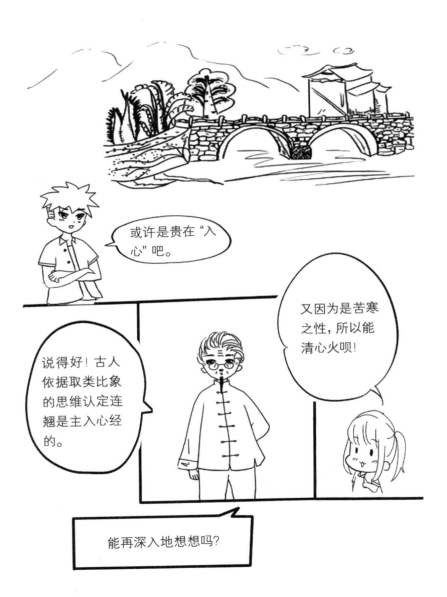

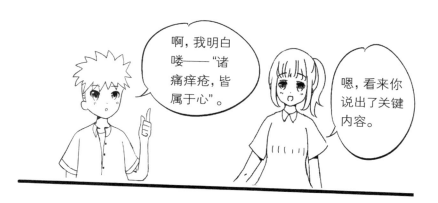

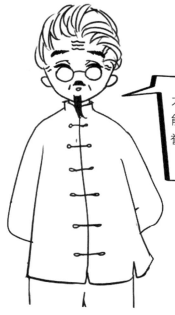

太棒了！连翘长于清心火，解疮毒，又能消散痈肿结聚，故有"疮家圣药"之誉。大名鼎鼎的双黄连口服液中的"连"，指的就是它啦！

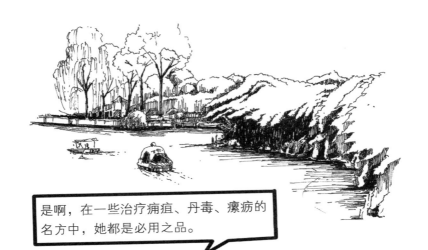

是啊，在一些治疗痈疽、丹毒、瘰疬的名方中，她都是必用之品。

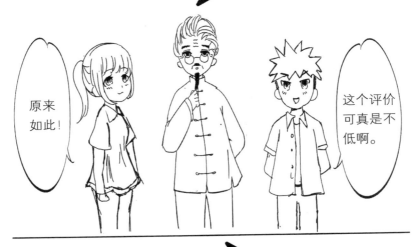

原来如此！

这个评价可真是不低啊。

说到名方，"银翘散"是不能不提的。

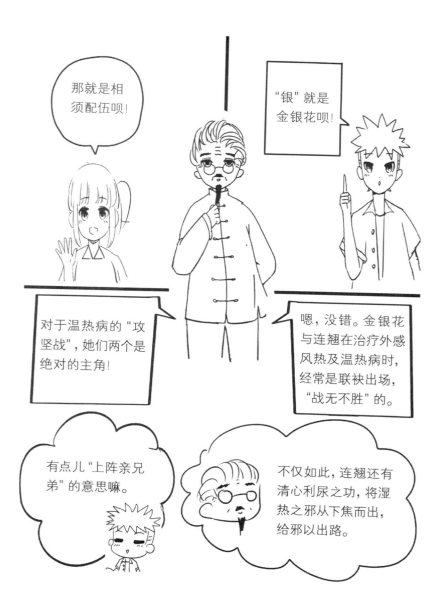

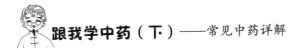

做过中医大夫的人，谁没用过连翘呢？或许是心心相印吧。连翘带给我们的，是争先怒放时的"心"旷神怡，是除恶务尽后的满"心"欢喜，是荡平邪气时的问"心"无愧，是疏达郁结后的"心"潮澎湃！记住，心有千千结，连翘自能解！

给你的肠子洗洗澡
——大黄（泻下药）

导读：

　　大将军来啦！他是那么高大、英俊、威猛，神一样的存在！所到之处，一切魑魅魍魉，一切瘀热湿浊，统统灰飞烟灭！勘定祸乱，诚有神功！

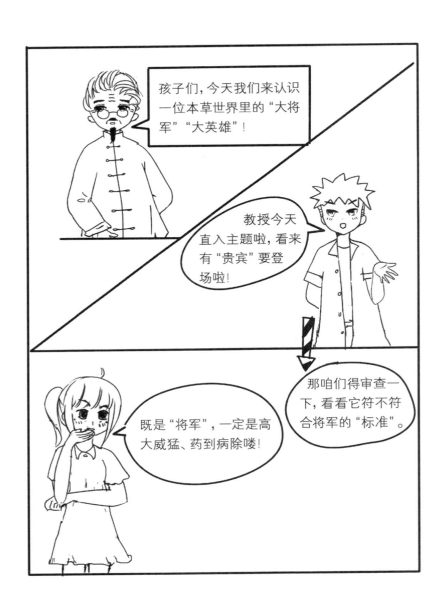

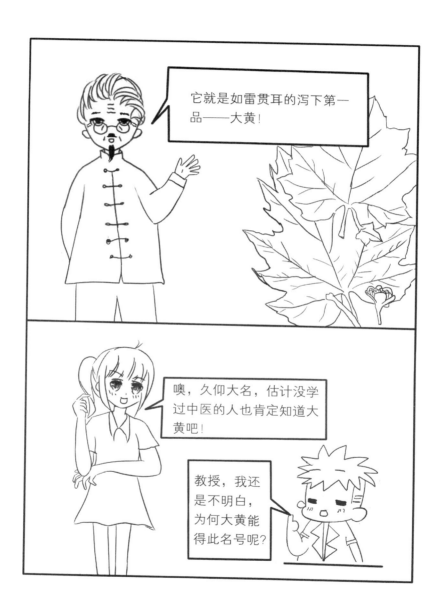

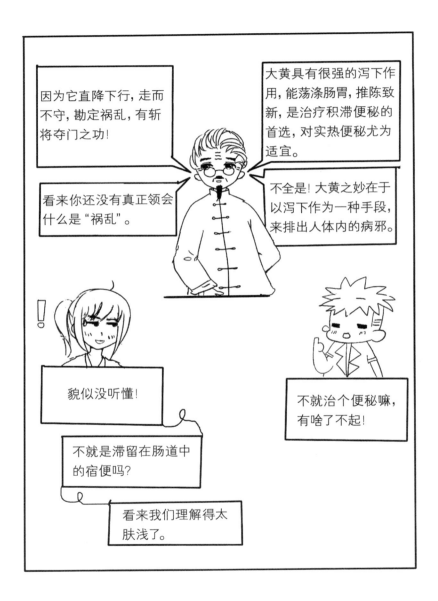

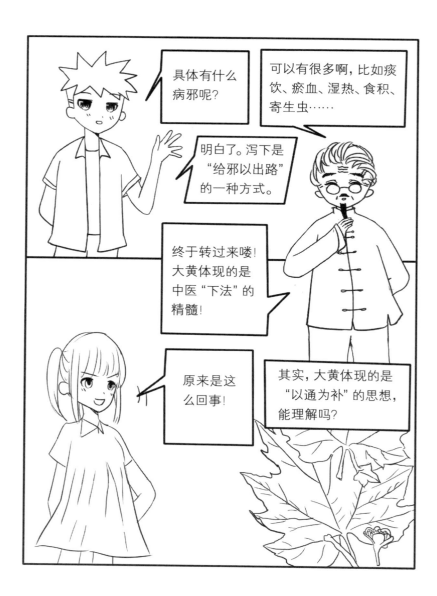

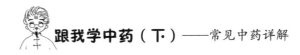

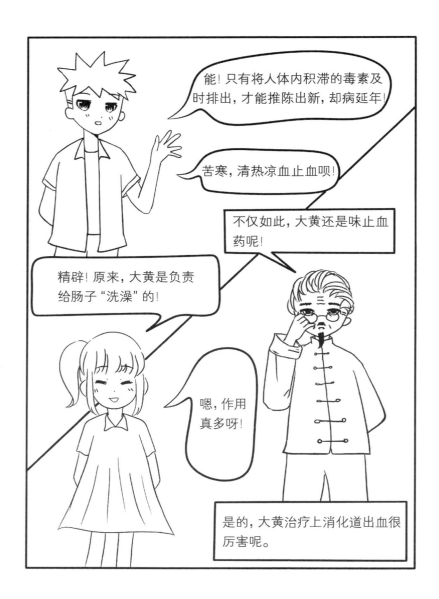

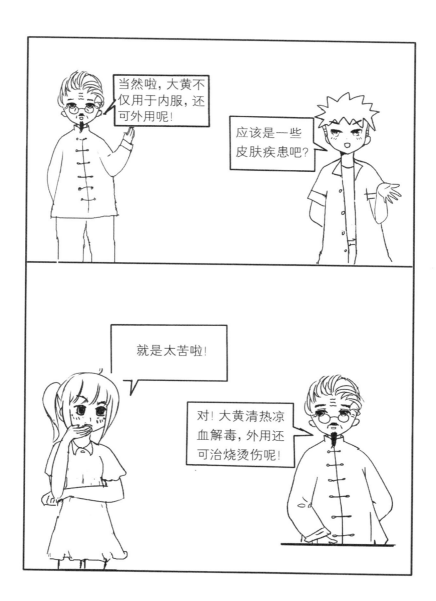

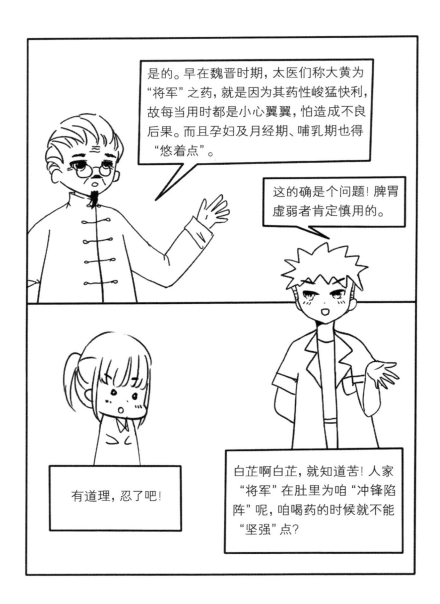

大黄，身经百战，力拔千钧，排除万难，勇往直前，只为还我们"一通百通"的肠腹，"除恶务尽"后的健康。它用全部的胆识与力量向我们诠释了那句亘古不变的经典：欲得长生，肠中常清！

中外宠爱集一身的奥秘
——芦荟（泻下药）

导读：

如果给每味中药找个"形象代言人"的话，那么为芦荟"站台"的是杨贵妃和克莱奥帕特拉。这两大集万千宠爱于一身的东西方美女为她呐喊，芦荟的"美"，不必多说。

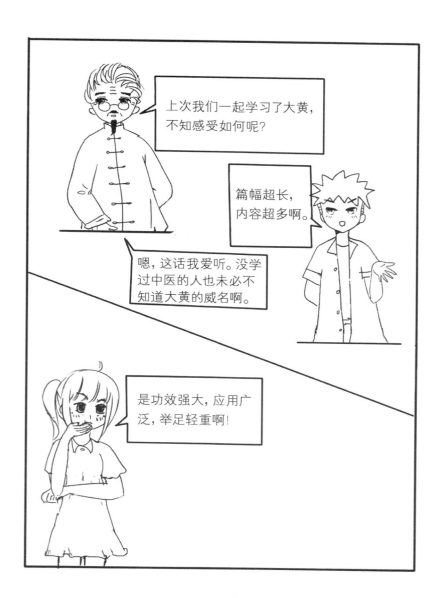

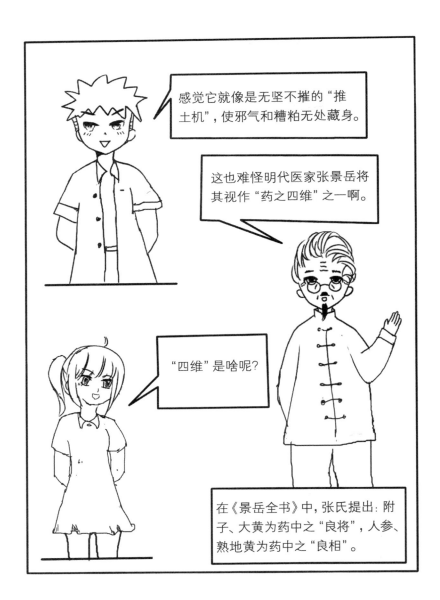

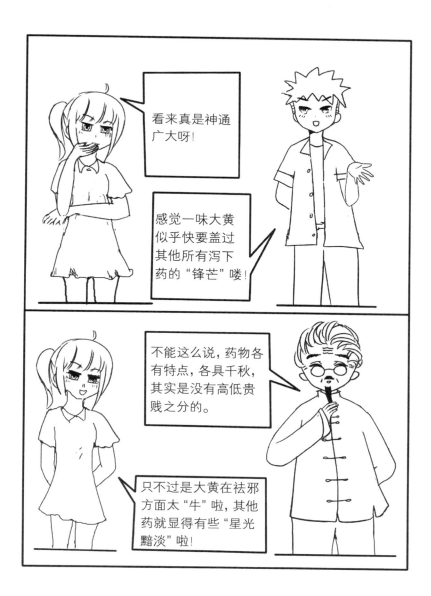

看来真是神通广大呀！

感觉一味大黄似乎快要盖过其他所有泻下药的"锋芒"喽！

不能这么说，药物各有特点，各具千秋，其实是没有高低贵贱之分的。

只不过是大黄在祛邪方面太"牛"啦，其他药就显得有些"星光黯淡"啦！

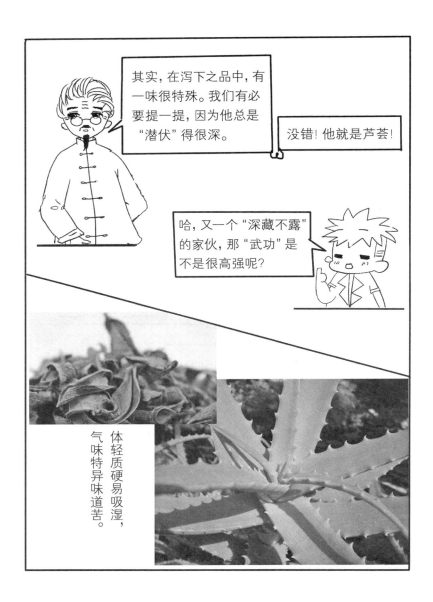

其实，在泻下之品中，有一味很特殊。我们有必要提一提，因为他总是"潜伏"得很深。

没错！他就是芦荟！

哈，又一个"深藏不露"的家伙，那"武功"是不是很高强呢？

体轻质硬易吸湿，气味特异味道苦。

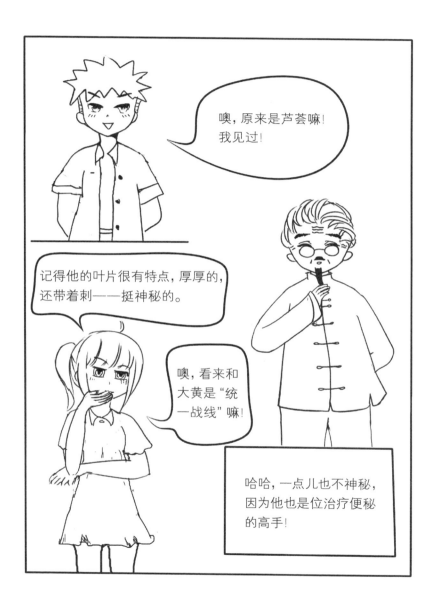

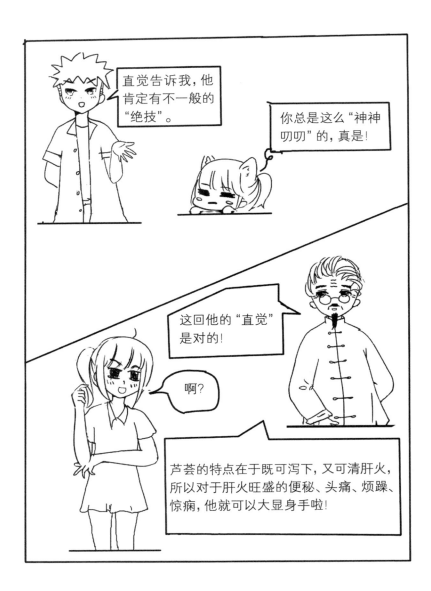

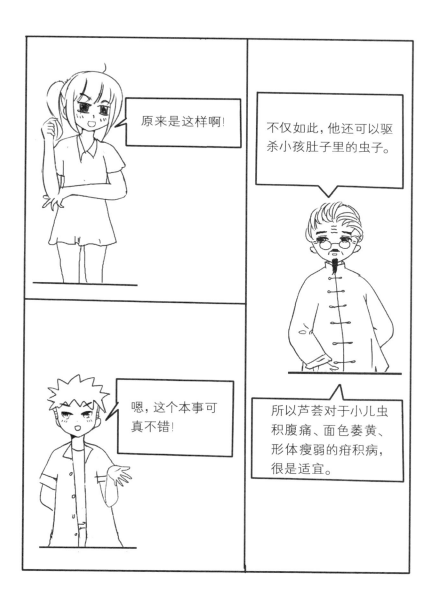

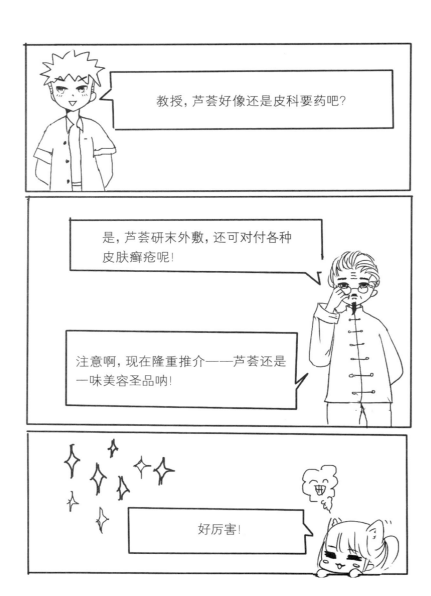

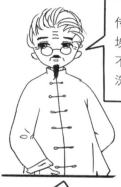

传说我国唐代的杨贵妃和埃及艳后克莱奥帕特拉都不约而同地用芦荟的汁液洗脸、泡澡。

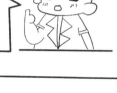

这是"中外宠爱集一身"啊!

芦荟中含有丰富的维生素、氨基酸、矿物质等天然营养成分，能够保持机体的青春活力；芦荟汁液中的芦荟多糖是激活肌肤底层细胞的特效成分，能有效祛除皮肤色素，有强大的祛斑功能。

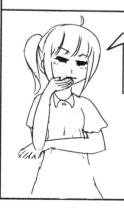

泻下药里还"躲"着一味美容圣品，果然深藏不露啊!

无论仲春还是隆冬，无论干旱还是多雨，芦荟的每一片叶子都那么饱满，看上去水灵灵的。芦荟是其貌不扬的，但这位看似胖胖的，甚至有些臃肿的身形，带给人们的，却是平静安详的坦然和国色天香的靓丽。噢，芦荟，其实你早就有了自己响亮的名号——佳丽的美容师！

蛇的传奇
——蕲蛇（祛风湿药）

导读：

因为相貌丑陋而狰狞，习性刚猛而凶残，蛇一直让人避之唯恐不及。殊不知，在杏林行里，蛇一向是被"高看一眼"的，对于疑难杂症的治疗，往往非它莫属。

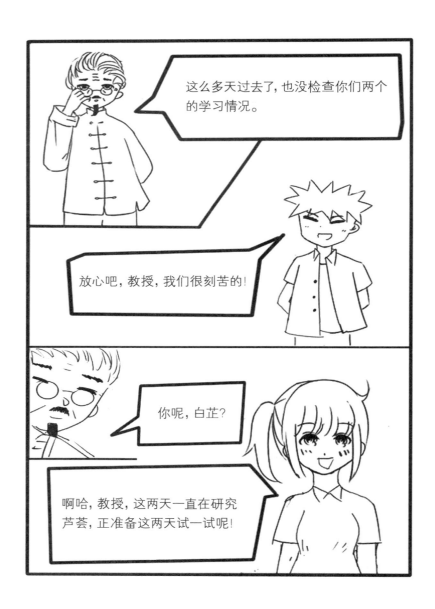

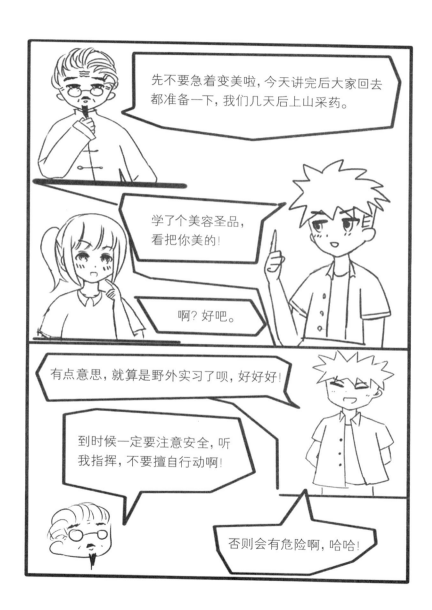

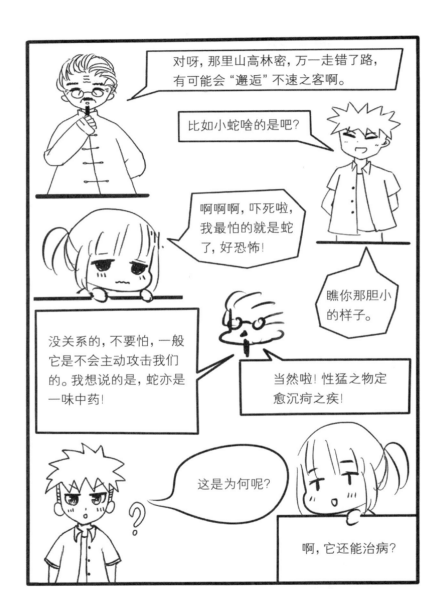

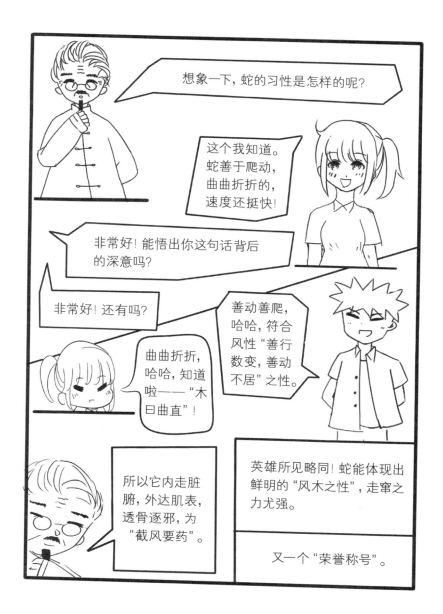

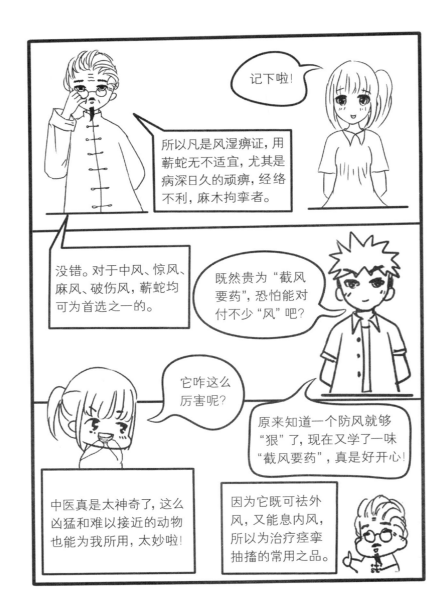

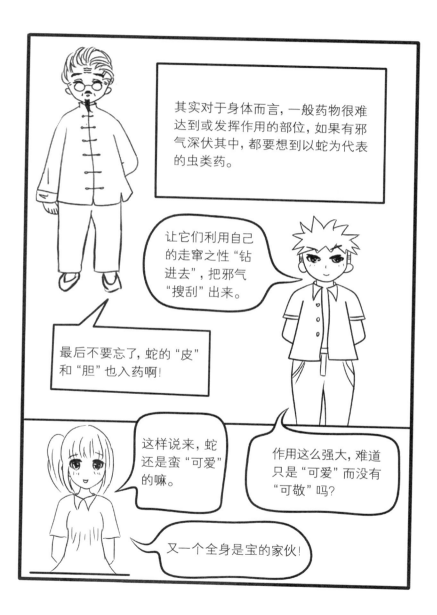

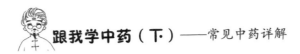

　　蛇类中药在医学领域不能不称得上是"大佬"，祛风、通络、止痉、攻毒，无所不能，无坚不摧。可供入药的种类也有很多，比如蕲蛇、白花蛇、乌梢蛇等。如果不是深研岐黄，又怎能体会那凶恶狰狞的面孔后，隐藏着的一缕缕祛病疗疾的温情？

大毒治大病
——川乌（祛风湿药）

导读：

乌头多与积雪相伴，在天寒地冻的环境中能够顽强地生存，只能说明一点——它有一团"热火"在胸中。只不过，是"希望之火"还是"灾难之火"，全在医者的一念之间。

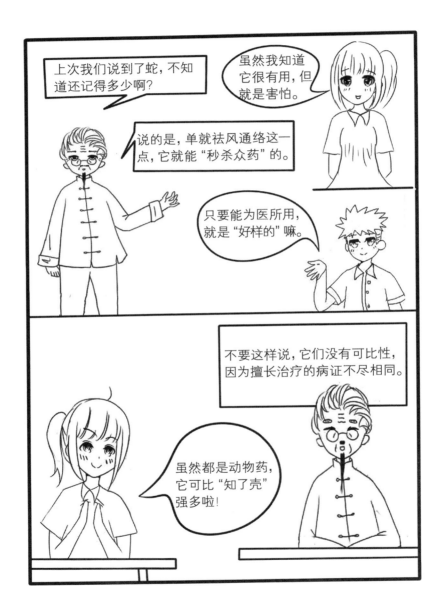

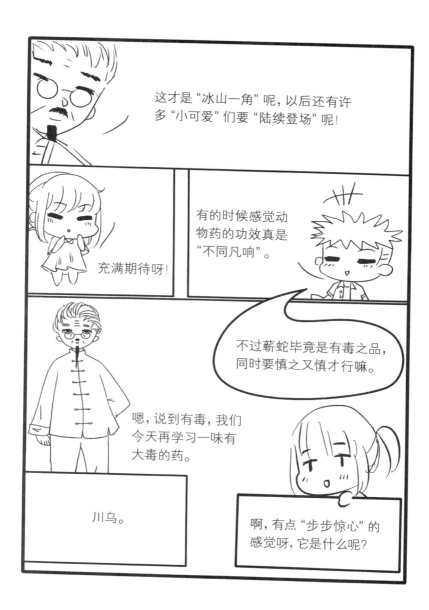

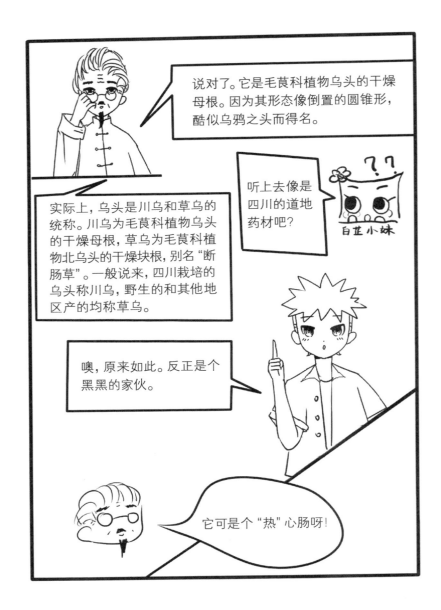

说对了。它是毛茛科植物乌头的干燥母根。因为其形态像倒置的圆锥形，酷似乌鸦之头而得名。

听上去像是四川的道地药材吧？

白芷小妹

实际上，乌头是川乌和草乌的统称。川乌为毛茛科植物乌头的干燥母根，草乌为毛茛科植物北乌头的干燥块根，别名"断肠草"。一般说来，四川栽培的乌头称川乌，野生的和其他地区产的均称草乌。

噢，原来如此。反正是个黑黑的家伙。

它可是个"热"心肠呀！

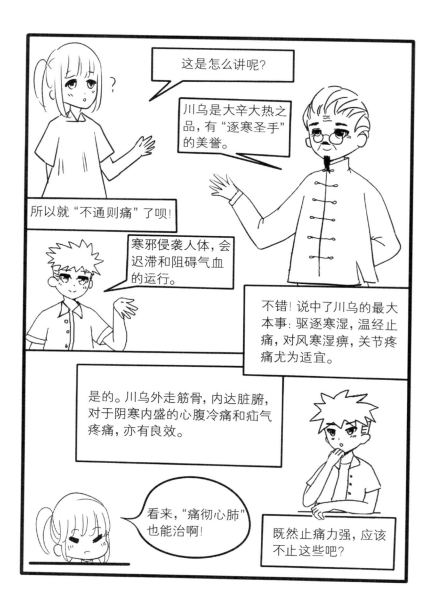

治跌打损伤，它也能时不时地"露上一手"呢！甚至还可用于古时候的麻醉止痛呢！

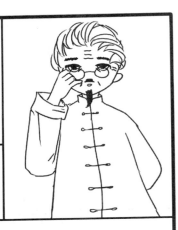

大名鼎鼎的乌头赤石脂丸，指的就是这方面。

还有吗，教授？

记住啦！

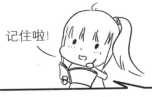

又是一味止痛的佳品啊！

就是它的毒性呗！

先别忙着赞，有些事情可一定要牢记！

否则乌头中毒可真不是闹着玩的，严重者可致死呢！

老甘教授

制川乌煎服的剂量应严格控制在1.5~3g，还得先煎、久煎；生川乌宜外用，更须注意剂量。

其次不要忘了"十八反"啊！

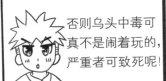

啊，这么厉害！

记住啦，不与半夏、川贝母、浙贝母、瓜蒌、天花粉、白及、白蔹同用。

川乌一用，顽痛立除。殊不知，这味通常匿身于大山深处的止痛峻品，带给医家的，是"又爱又恨"的五味杂陈。它是治痛的"杀手锏"，亦是名医的"试金石"。正所谓"艺高人胆大"，唯有能驾驭川乌这药中"猛兽"的郎中，才敢将苍生寄于其手！

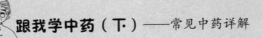
云南白药，民族骄傲
——三七（止血药）

导读：

三七的身上彰显着民族医药的璀璨光芒，止血"金不换"的美名无人不晓，它连接了多少破裂的血脉，愈合了多少危重的创伤，延续了多少生存的希望。

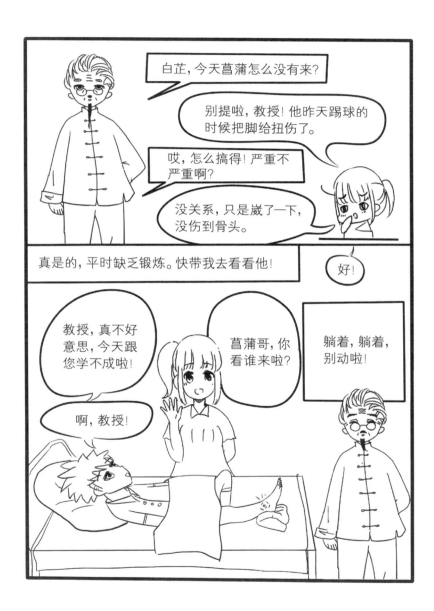

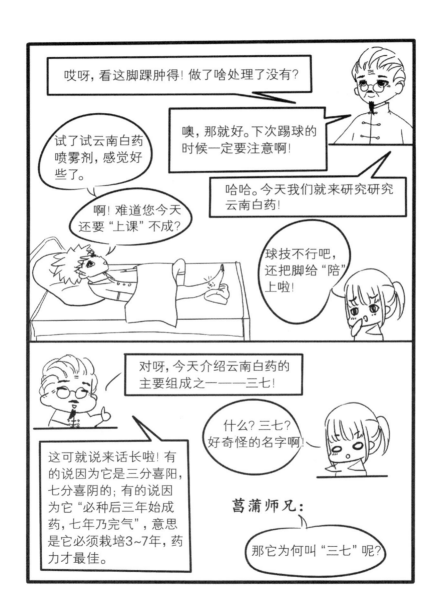

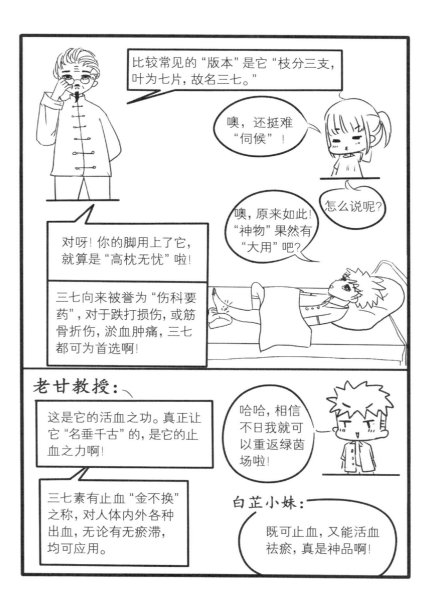

比较常见的"版本"是它"枝分三支，叶为七片，故名三七。"

噢，还挺难"伺候"！

怎么说呢？

噢，原来如此！"神物"果然有"大用"吧？

对呀！你的脚用上了它，就算是"高枕无忧"啦！

三七向来被誉为"伤科要药"，对于跌打损伤，或筋骨折伤，淤血肿痛，三七都可为首选啊！

老甘教授：

这是它的活血之功。真正让它"名垂千古"的，是它的止血之力啊！

哈哈，相信不日我就可以重返绿茵场啦！

三七素有止血"金不换"之称，对人体内外各种出血，无论有无瘀滞，均可应用。

白芷小妹：

既可止血，又能活血祛瘀，真是神品啊！

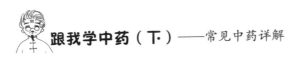

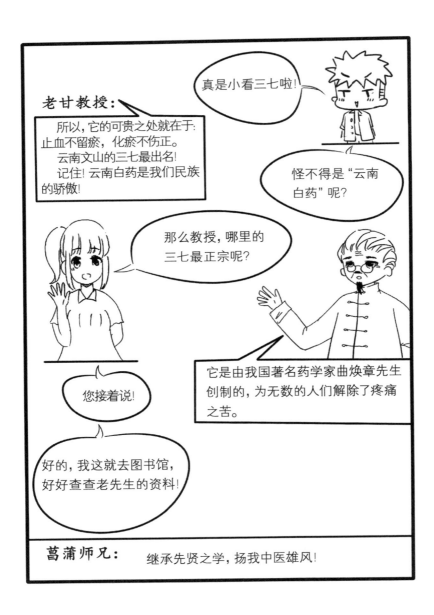

云南白药，是中华医药文化宝库中的一朵奇葩，是我国近代民族实业在乱世风云的颠簸中竖立的不灭火种。它创制于 20 世纪之初，辉煌于抗战时期，为万千将士解除伤病之痛，至今仍效如桴鼓，叙写着辉煌的传奇。

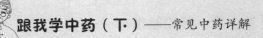

艾在心中
——艾叶（止血药）

导读：

艾在血分，则吐衄即止；艾在少腹，则冷痛立除；艾在胞宫，则胎元甚固；艾在肌肤，则痒疹顿消。是什么让我们以温暖相伴，因为有一团"艾"在心中。

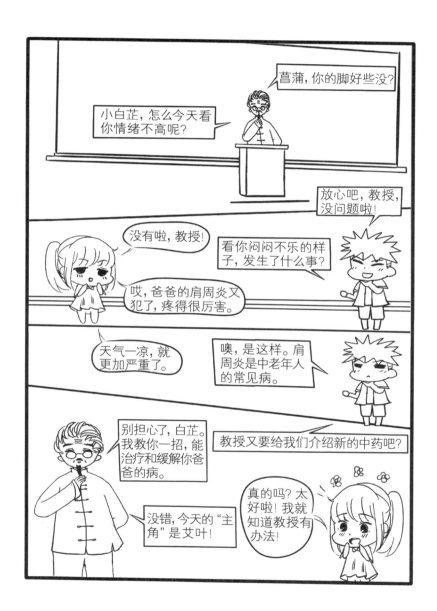

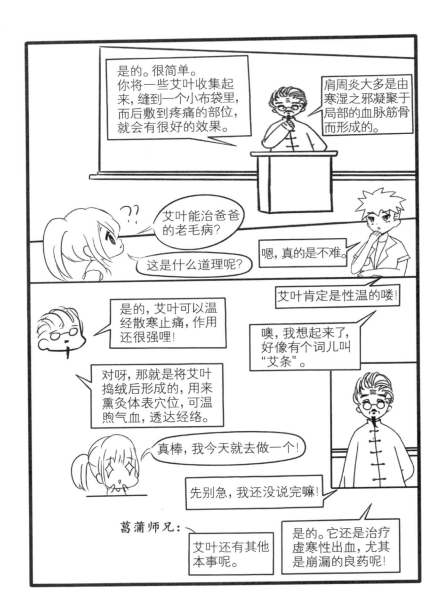

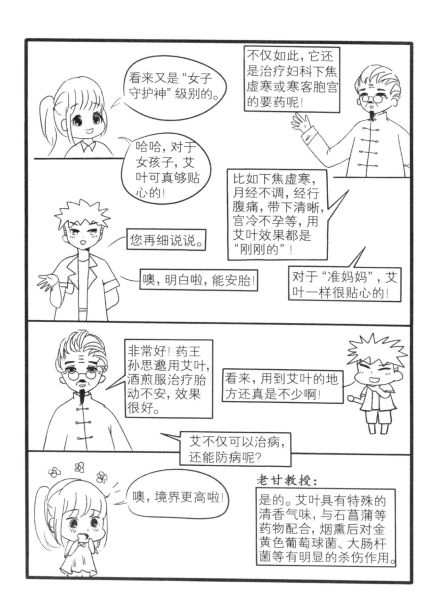

跟我学中药（下）——常见中药详解

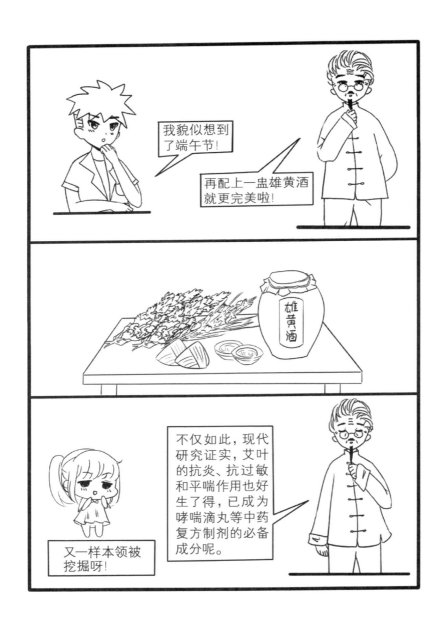

106

艾在燃烧时，看不到火苗，唯有缕缕的清香随着迷人的烟雾绕梁许久。艾叶体内浑然天成的纯阳之气，散发着绵绵不绝的"爱"，消散着冷酷与阴霾。艾在屋里，"爱"在心中。

献给天下的母亲
——益母草（活血化瘀药）

导读：

母亲啊母亲，是谁让您安然度过产后的虚羸，是谁使您摆脱瘀滞的困扰，又是谁葆您留驻不老的容颜？是它，益母草，您最贴心的"女儿"！

献给天下的母亲——益母草（活血化瘀药）

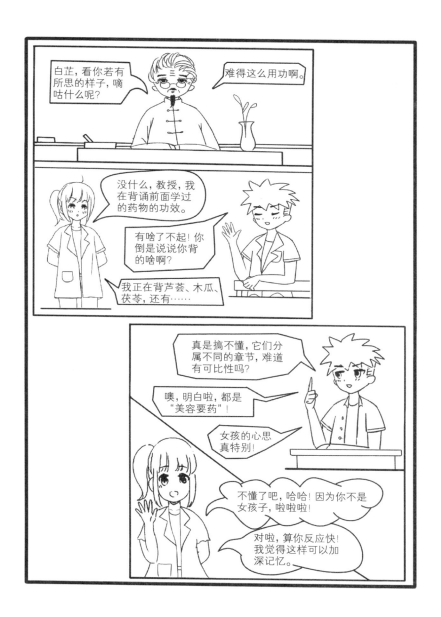

跟我学中药（下）——常见中药详解

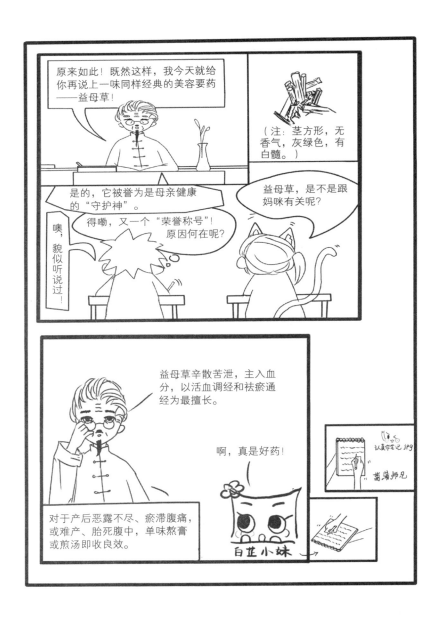

110

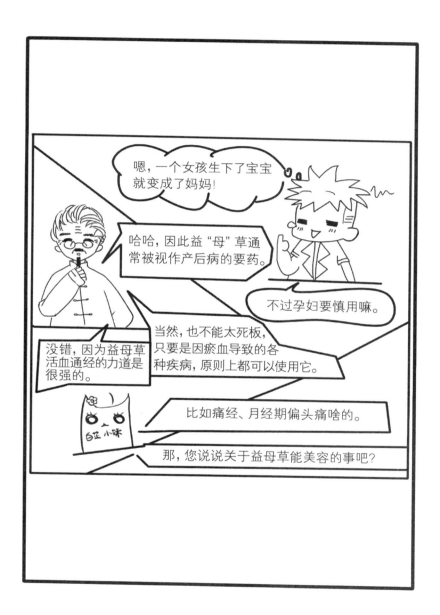

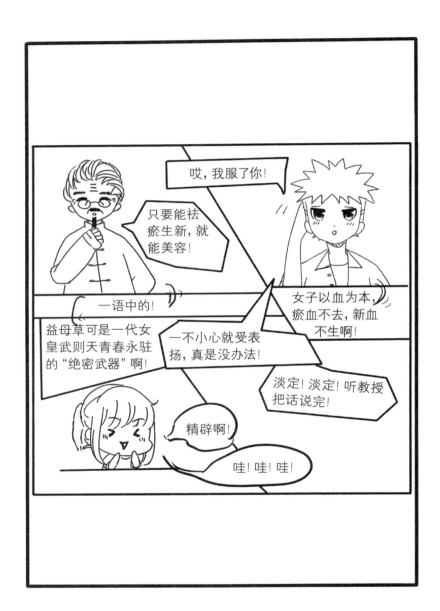

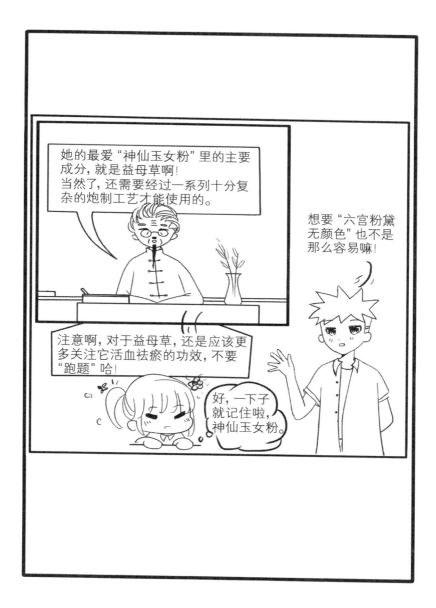

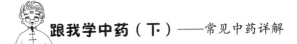

跟我学中药（下）——常见中药详解

造物主真是有心，让百花园里长出益母草，专为母亲而茂盛和葱茏。殊不知，亭亭玉立的益母草其实就是一味读懂女儿心的母亲，在一个个厨房中彰显着母性的关爱与光辉！

114

吸血鬼的柔情
——水蛭（活血化瘀药）

导读：

我长得丑，可我心灵美；我有毒性，可我功效强。人们说我是"吸血鬼"，惧而远之。张仲景却把我当个宝，在《伤寒论》中奉为"上宾"。大家好，我叫水蛭！

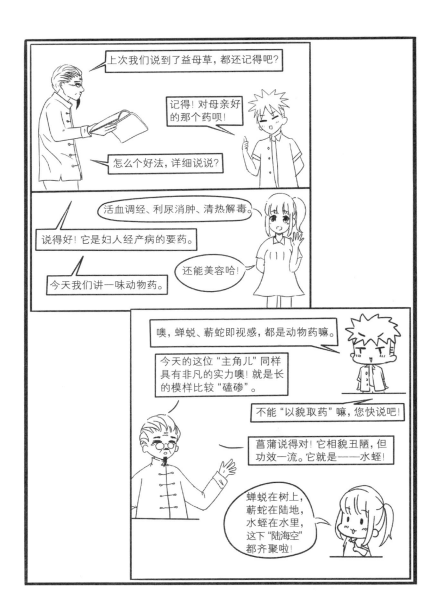

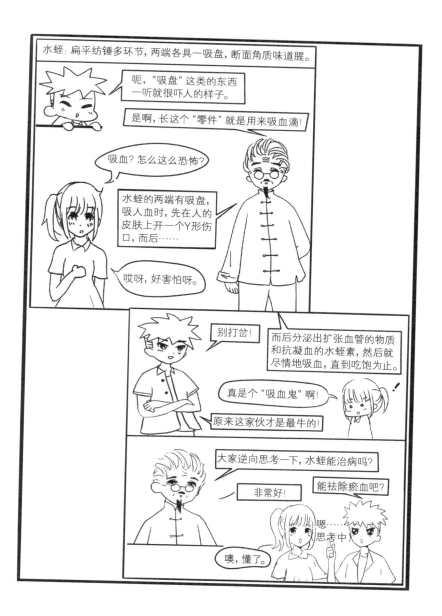

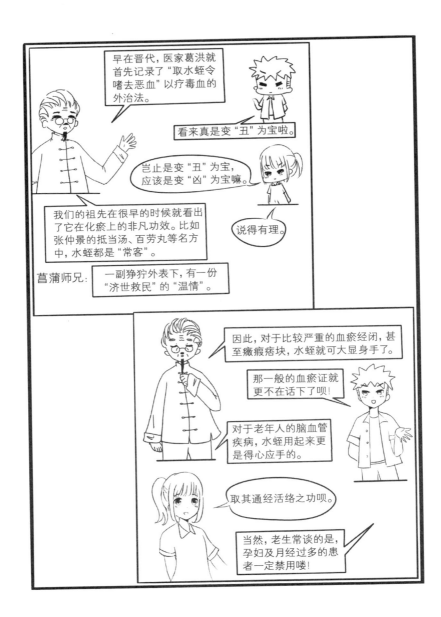

夏天一半的神奇
——半夏（化痰药）

导读：

半夏——怪怪的名字。没错，意思就是"夏天的一半"。夏天预示着大自然阴阳转换的重要节点，活跃于此季的本草同样"披"着神秘的外衣，占据重要的地位。

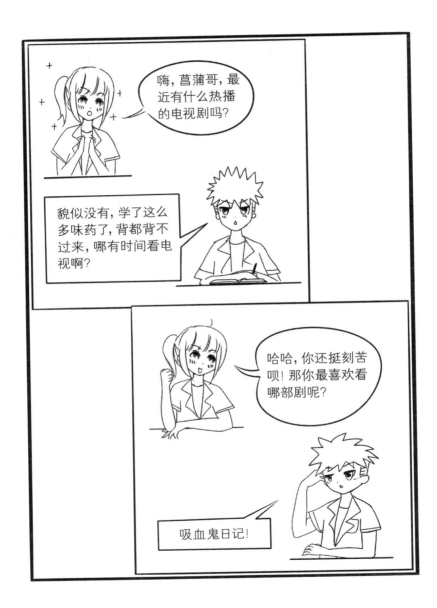

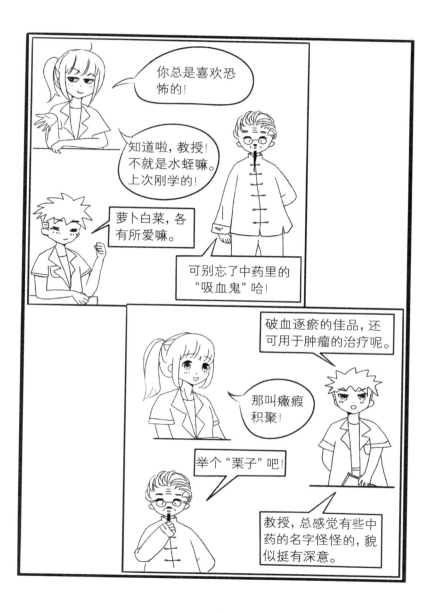

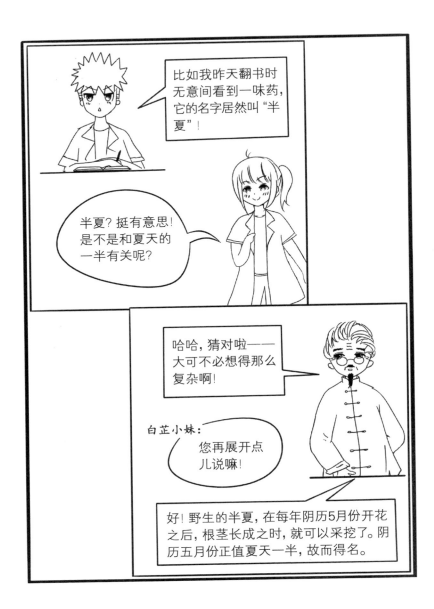

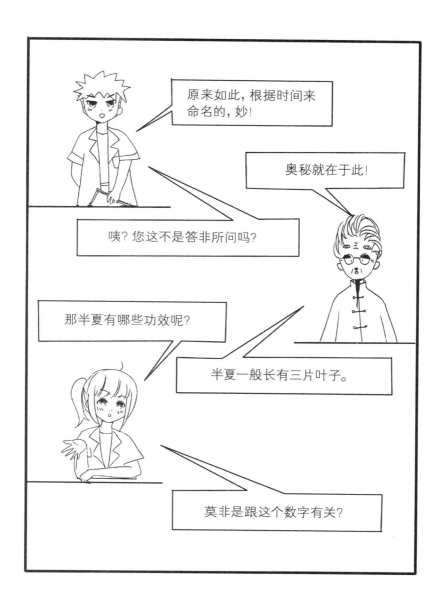

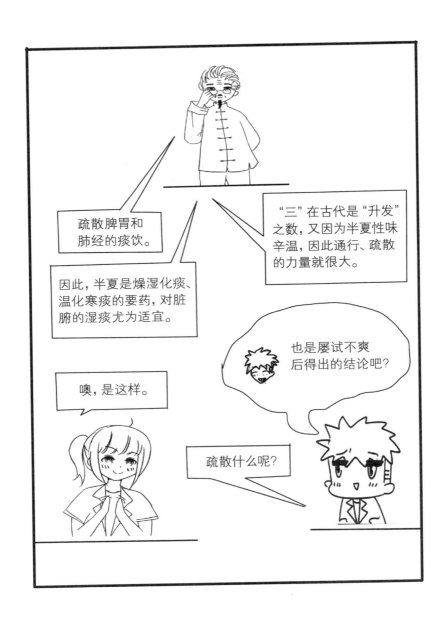

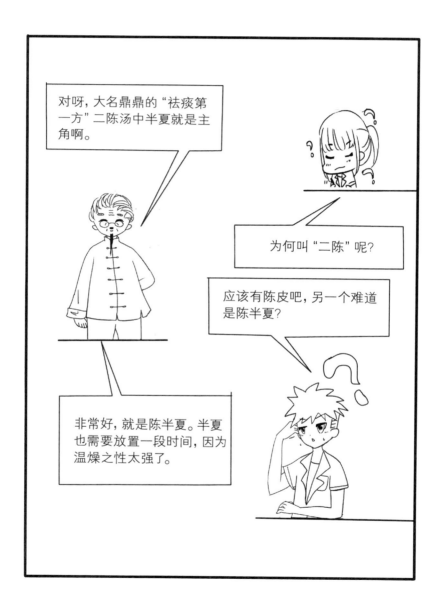

跟我学中药（下）——常见中药详解

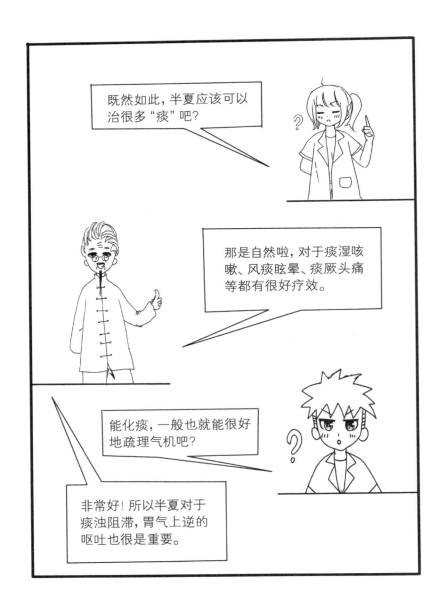

既然如此，半夏应该可以治很多"痰"吧？

那是自然啦，对于痰湿咳嗽、风痰眩晕、痰厥头痛等都有很好疗效。

能化痰，一般也就能很好地疏理气机吧？

非常好！所以半夏对于痰浊阻滞，胃气上逆的呕吐也很是重要。

126

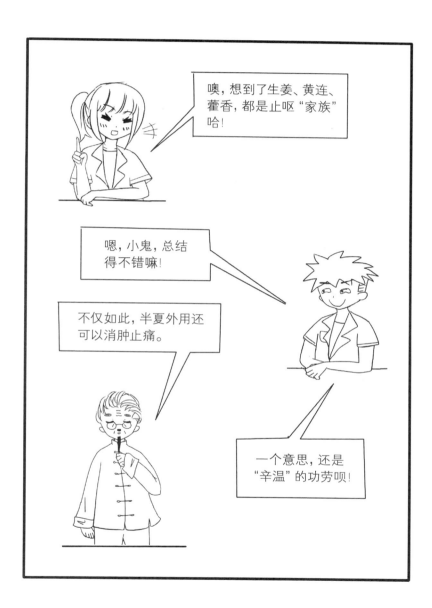

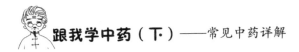

半夏一般生长在较为潮湿的地方，土质也非常黏。半夏被挖出来后，泥土沾在上面半天也洗不干净，因此它还有个外号"守田"。如此说来，半夏的"出山"还有些"不太情愿"哩，不过看在它是"化痰要药"的份上，"要要大脾儿"也是可以容忍的嘛！

位列上品之首的红石头
——朱砂（安神药）

导读：

　　一个小小的石头，何以位列《神农本草经》"上品"之首？难道只因为它是红色的？它的得宠源于千百年来人们乐此不疲的执着追求。不信？马上告诉你！

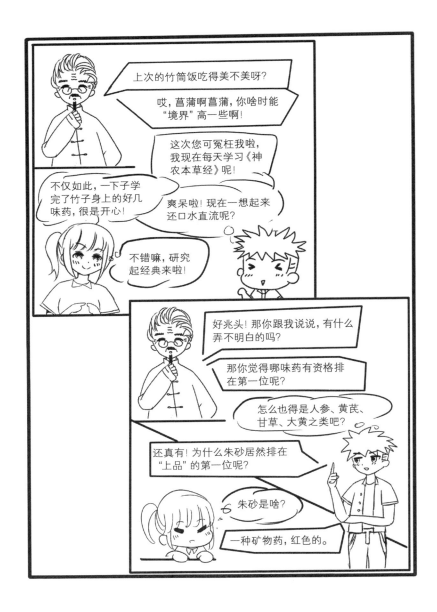

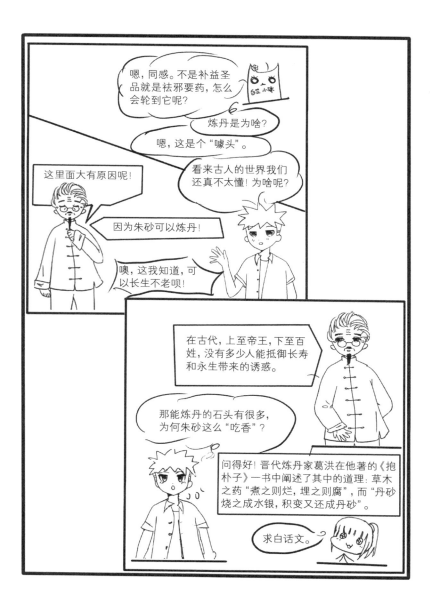

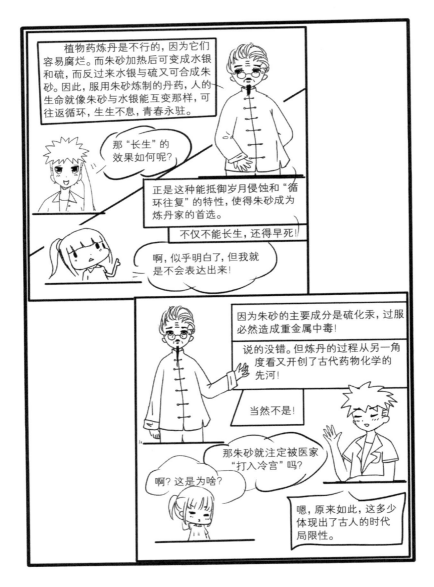

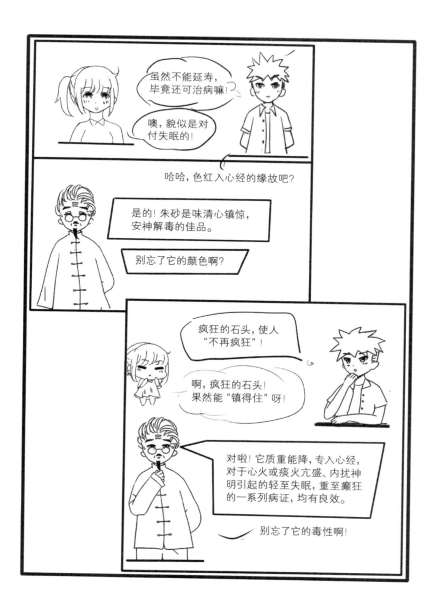

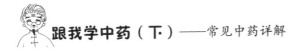

"感太阳之气，而为众石之首"——炼丹家们苦苦寻觅的长生仙方就是朱砂。曾几何时，多少帝王将其奉为至宝，在强健的壮年就用焦燎的烟火为自己本可以更辉煌的人生画上了尴尬的句号。时至今日，朱砂的真面目早已揭开，它让我们在深沉而香甜的梦境中汲取前进的力量，以清醒睿智的头脑迎接第二天新的挑战。

了不起的贝壳
——牡蛎（安神药）

导读：

任它波涛汹涌，我自闲庭信步——牡蛎的悠哉悠哉真的是"羡煞旁人"。还要记得，它的贝壳也很值钱，不过靠的不是"颜值"，而是神奇的功效。

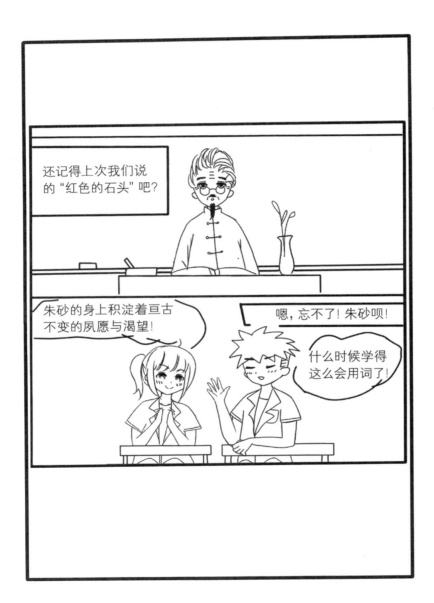

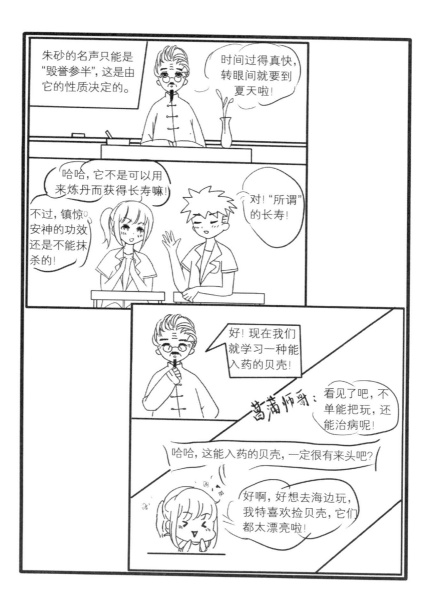

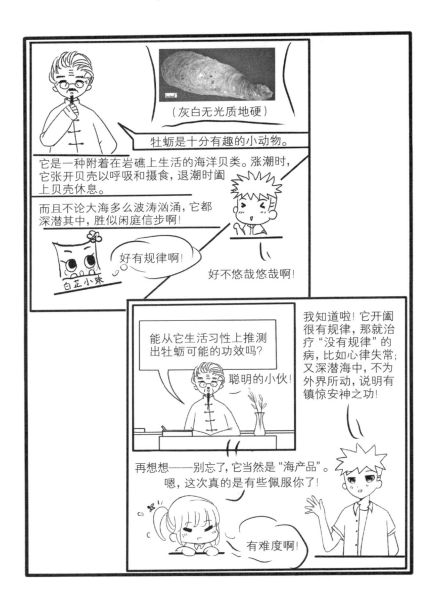

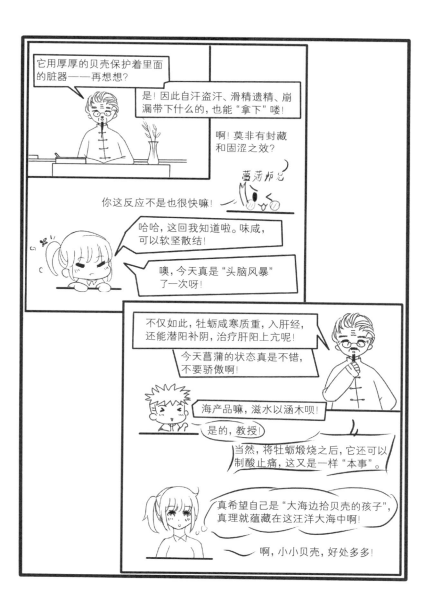

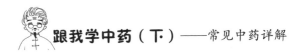

　　小小的牡蛎，绝对是可堪大用的"名将"。难能可贵的是它那份"处乱不惊"的沉着与安稳，按捺了多少躁动的心灵。它让匆匆逐梦的人们偶尔可以放下包袱，放松心情，舒展眉头，在别样的闲适与安宁中展现体己的关怀。

牛的胆结石也是药
——牛黄（开窍药）

导读：

牛身上什么最宝贵？别再停留于"吃牛肉，长大个"的孩童时代啦！名扬天下的"凉开三宝"无一不是用到了牛身上的一样东西——绝对不是它的肉！

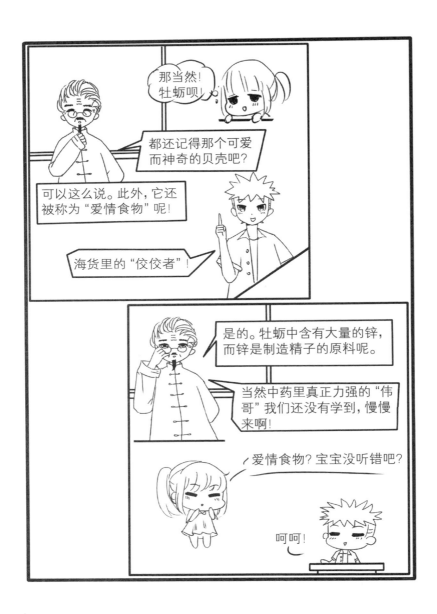

牛的胆结石也是药——牛黄（开窍药）

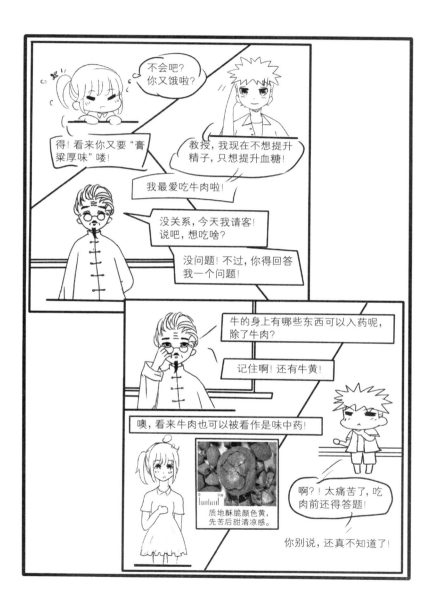

不会吧？你又饿啦？

得！看来你又要"膏粱厚味"喽！

教授，我现在不想提升精子，只想提升血糖！

我最爱吃牛肉啦！

没关系，今天我请客！说吧，想吃啥？

没问题！不过，你得回答我一个问题！

牛的身上有哪些东西可以入药呢，除了牛肉？

记住啊！还有牛黄！

噢，看来牛肉也可以被看作是味中药！

质地酥脆颜色黄，先苦后甜清凉感。

啊?！太痛苦了，吃肉前还得答题！

你别说，还真不知道了！

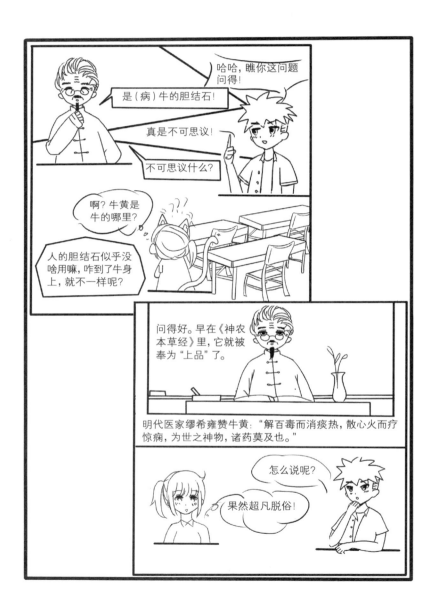

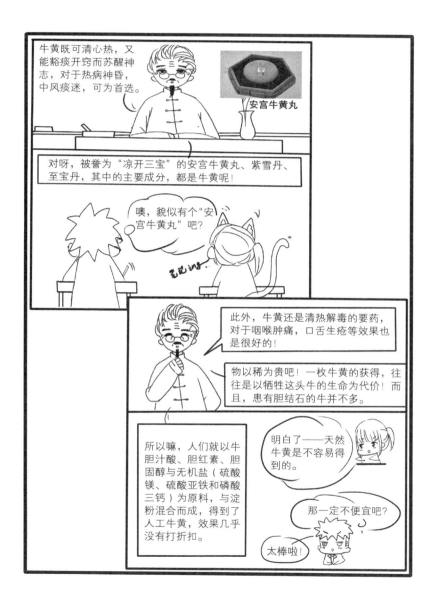

牛黄既可清心热，又能豁痰开窍而苏醒神志，对于热病神昏，中风痰迷，可为首选。

安宫牛黄丸

对呀，被誉为"凉开三宝"的安宫牛黄丸、紫雪丹、至宝丹，其中的主要成分，都是牛黄呢！

噢，貌似有个"安宫牛黄丸"吧？

此外，牛黄还是清热解毒的要药，对于咽喉肿痛，口舌生疮等效果也是很好的！

物以稀为贵吧！一枚牛黄的获得，往往是以牺牲这头牛的生命为代价！而且，患有胆结石的牛并不多。

所以嘛，人们就以牛胆汁酸、胆红素、胆固醇与无机盐（硫酸镁、硫酸亚铁和磷酸三钙）为原料，与淀粉混合而成，得到了人工牛黄，效果几乎没有打折扣。

明白了——天然牛黄是不容易得到的。

那一定不便宜吧？

太棒啦！

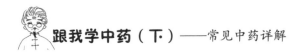

　　大家都会长胆结石，为啥你的就这么名贵？——骆驼的胃肠结石能解砒霜之毒，狗的胃肠结石可治噎嗝反胃，马的胃肠结石可化痰息风。如此看来，所谓的石头，确是〝精华凝结而成〞。既为〝世之神物〞，焉能不愈人之百病？

宫斗剧中的宠儿
——麝香（开窍药）

导读：

现今的影视剧中，中药的"戏份"还真是不少，麝香很无奈地成为了"出镜率"最高的一味，原因嘛，你懂的。可麝香是很委屈的，因为——我不是专门用来"干坏事"的！

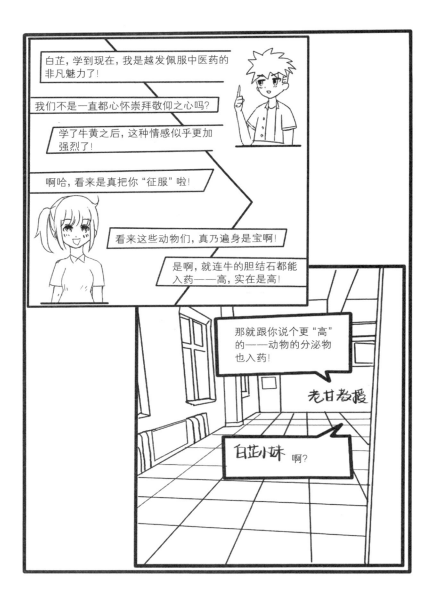

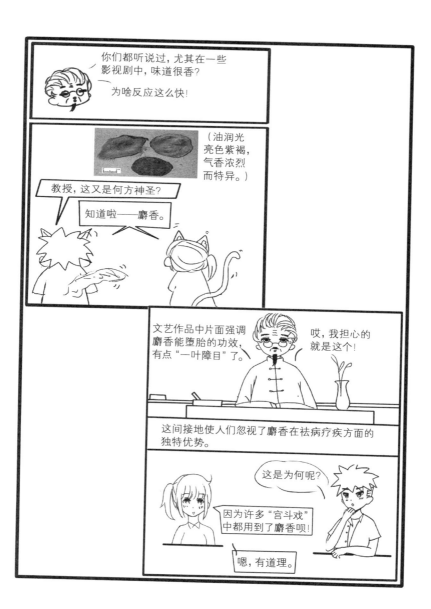

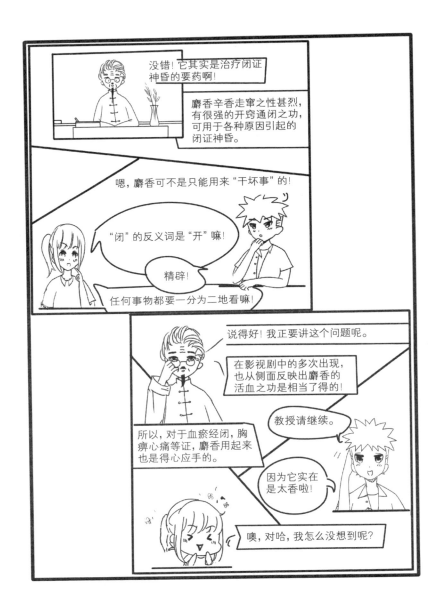

宫斗剧中的宠儿——麝香（开窍药）

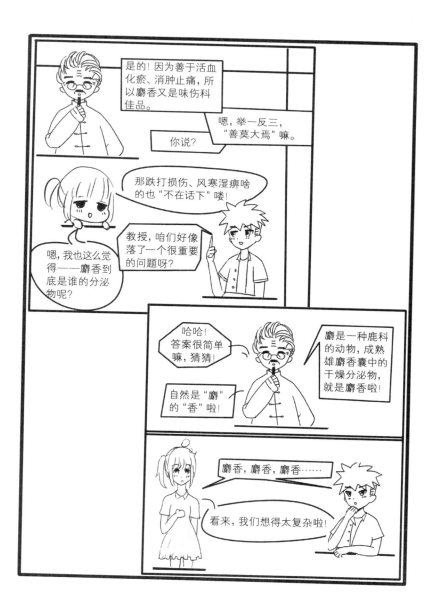

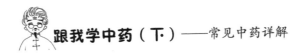

　　这下明白了吧？宫斗剧中用来"机关算尽"的"武器"，原来是开窍醒神的要药。是人性的"冷血"造就了麝香那被冤枉的"无情"。有一天，当"利令智昏"的人被麝香"唤醒"时，是否会感到些许的愧疚呢？

参的家族
——人参、西洋参、党参等（补气药）

导读：

在人们的印象中，"参"常常和"补"联系到一起，至于补什么、怎样补、补多少，能搞清楚的就不多了。接下来，老甘教授将为您深入解读"参"家族的三员"大将"——人参、西洋参和党参。

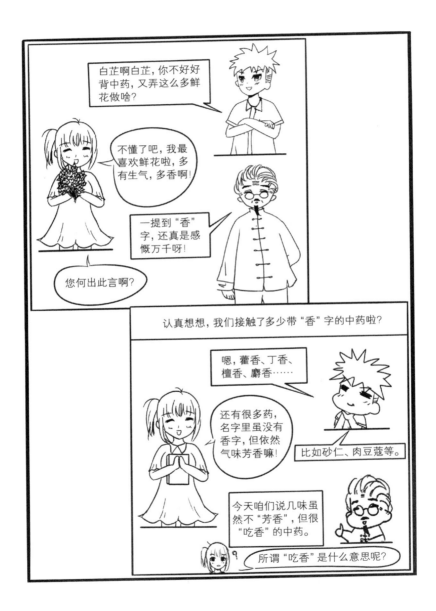

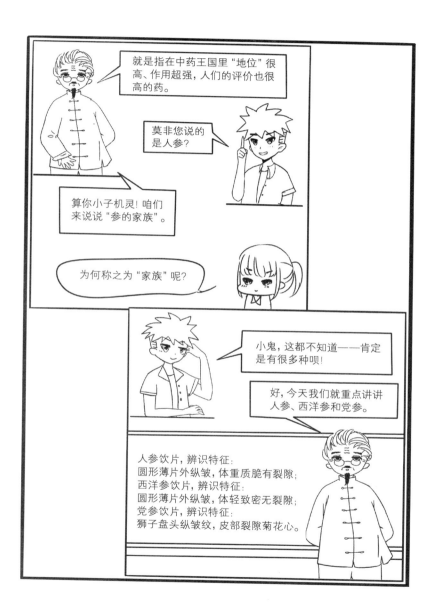

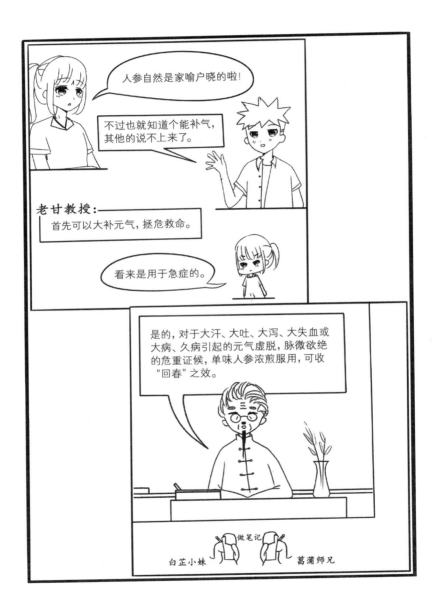

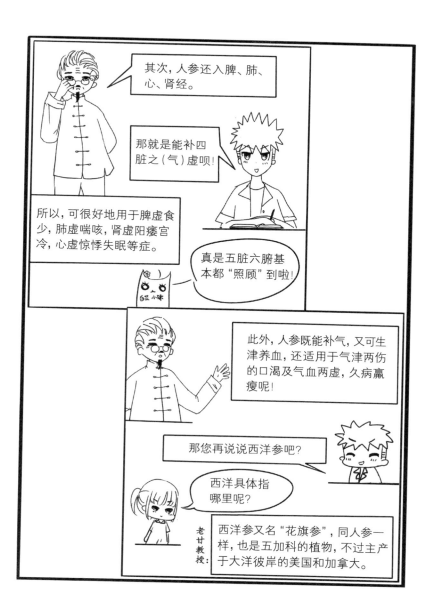

其次，人参还入脾、肺、心、肾经。

那就是能补四脏之（气）虚呗！

所以，可很好地用于脾虚食少，肺虚喘咳，肾虚阳痿宫冷，心虚惊悸失眠等症。

真是五脏六腑基本都"照顾"到啦！

此外，人参既能补气，又可生津养血，还适用于气津两伤的口渴及气血两虚，久病羸瘦呢！

那您再说说西洋参吧？

西洋具体指哪里呢？

老甘教授：西洋参又名"花旗参"，同人参一样，也是五加科的植物，不过主产于大洋彼岸的美国和加拿大。

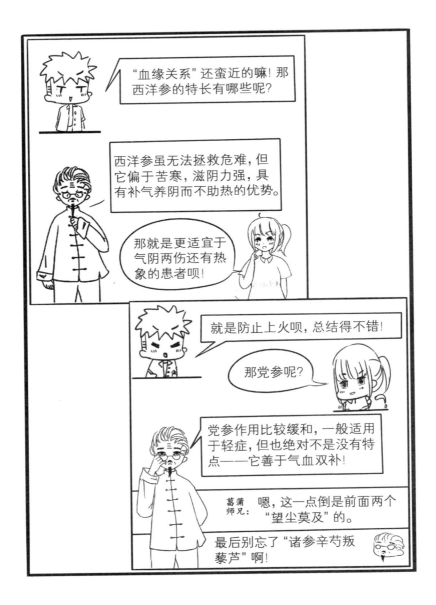

参的家族——人参、西洋参、党参等（补气药）

同样是"参"，人参大补元气，复脉固脱，补脾益肺，生津养血，安神益智；西洋参补气养阴，清热生津；党参补脾益肺，养血生津。会用参者，才可"通神"，你明白诸"参"中的深意了吗？

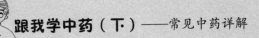

百米飞人的绝招
——山药（补气药）

导读：

谁能想到，不起眼的山药能助力牙买加小伙成就"飞人"的美名？下次校运会的时候真地可以试试啦！噢，还有，人家以前还真不叫山药！

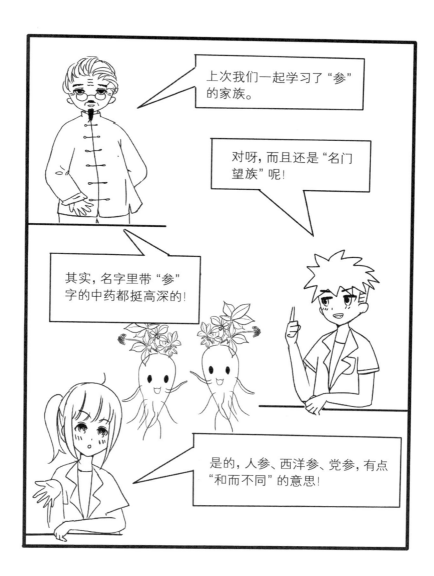

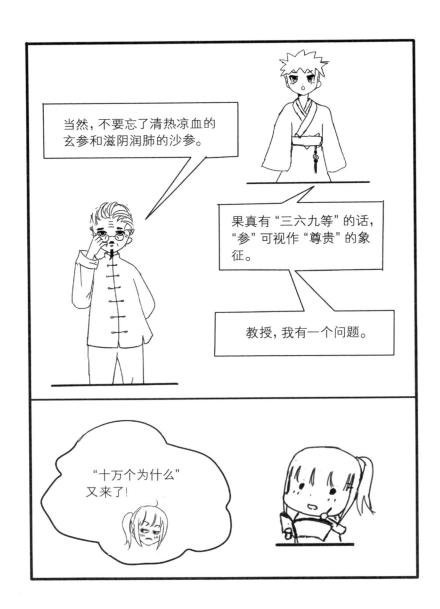

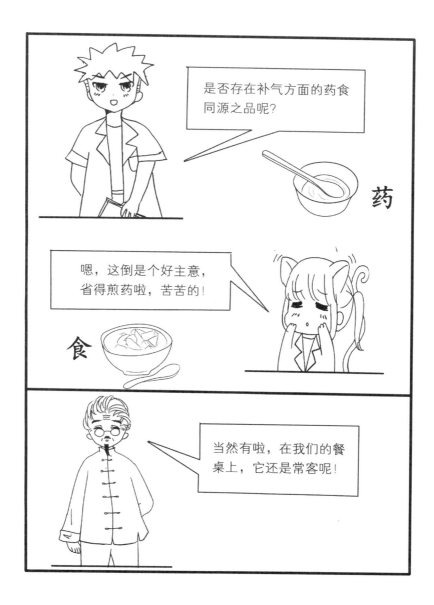

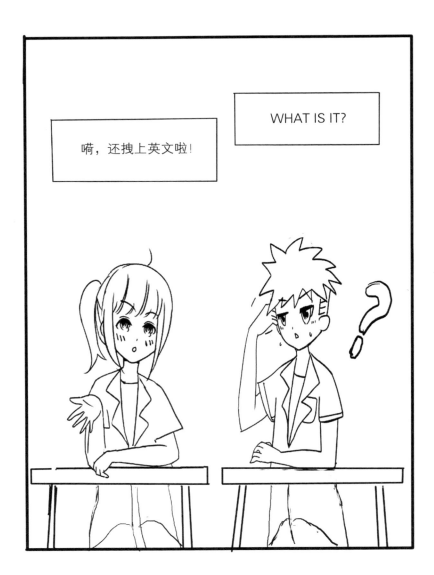

百米飞人的绝招——山药（补气药）

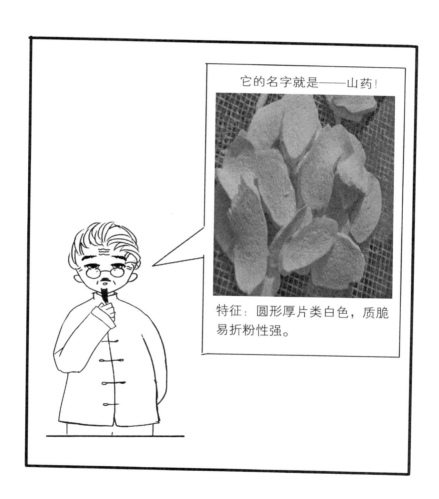

它的名字就是——山药！

特征：圆形厚片类白色，质脆易折粉性强。

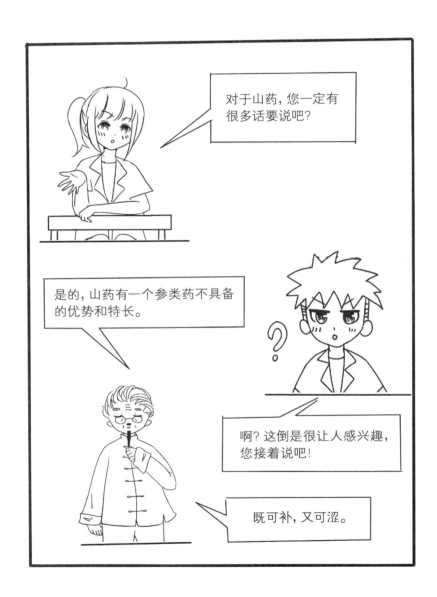

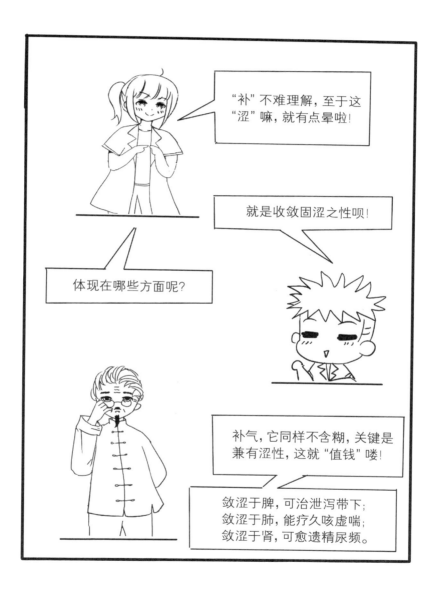

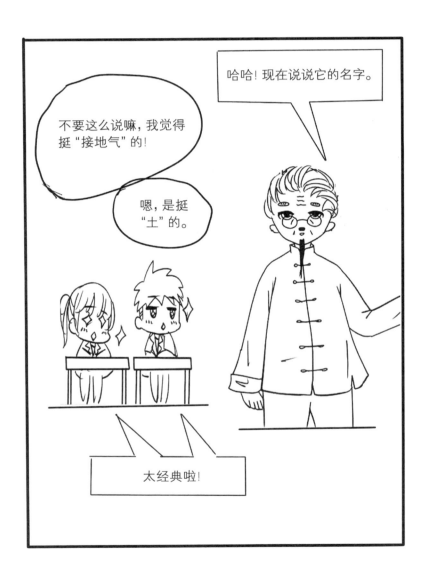

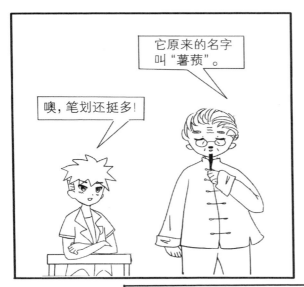

它原来的名字叫"薯蓣"。

噢，笔划还挺多！

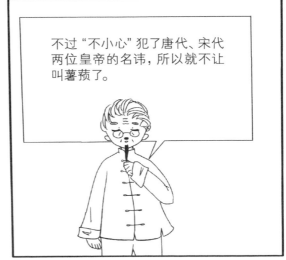

不过"不小心"犯了唐代、宋代两位皇帝的名讳，所以就不让叫薯蓣了。

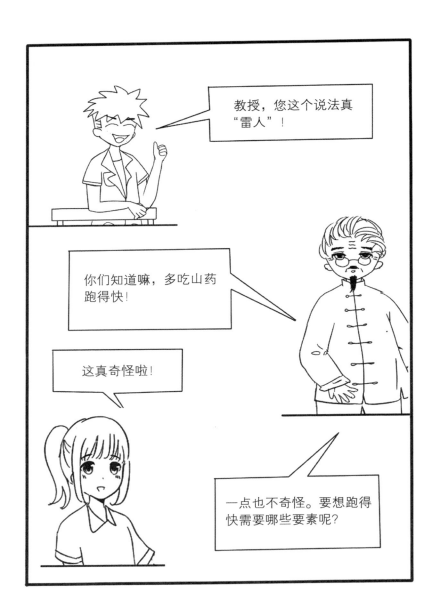

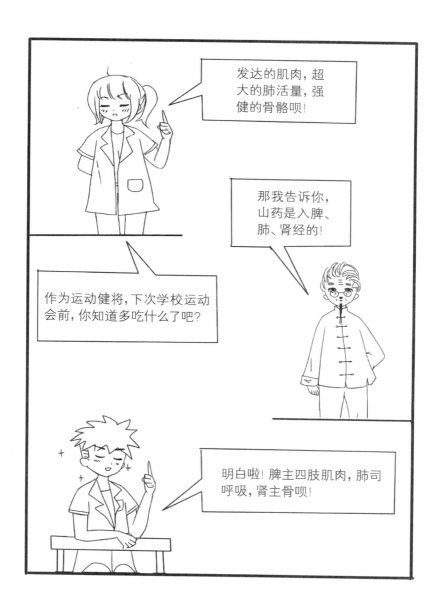

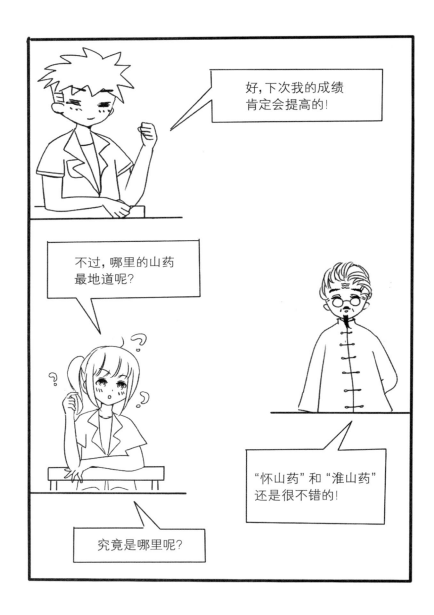

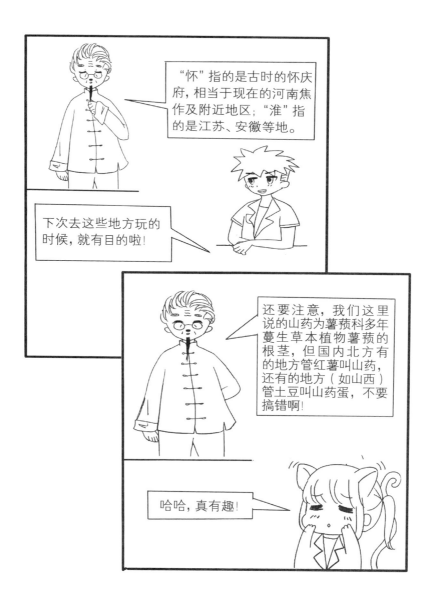

　　山药对于肺、脾、肾三脏既补又涩的特点使它在补气药中脱颖而出，在与稍显名贵的参类的"比拼"中占尽上风，成为人们的钟爱之品。儿科鼻祖六味地黄丸、女科圣手的完带汤、盐山名医的玉液汤……一个个传世名方中都有山药的身影。山药，大俗中的大雅！

家有一老，如有一宝
——甘草（补阴药）

导读：

毒药得之解其毒，刚药得之和其性，表药得之助其外，下药得之缓其速——什么药这么牛！它"德高望重"，它"纵横捭阖"，它"中正平和"，它"恩威并济"——它，究竟是谁？

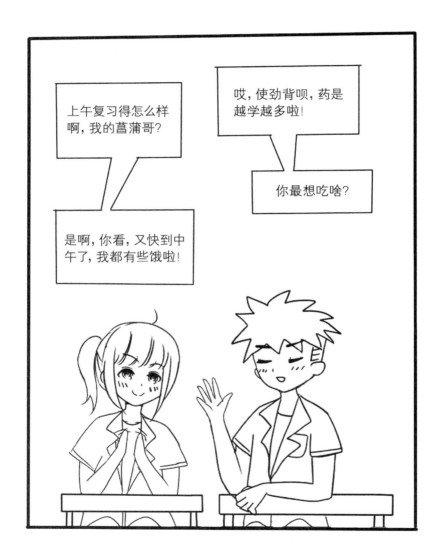

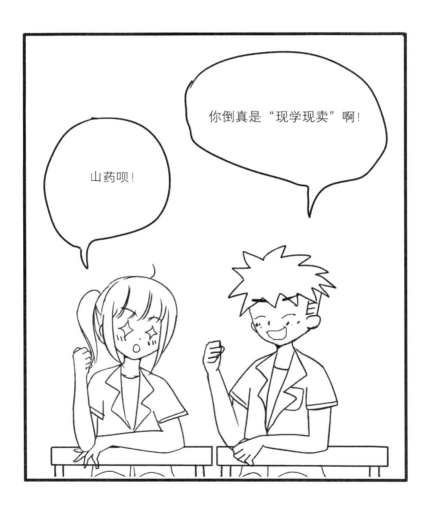

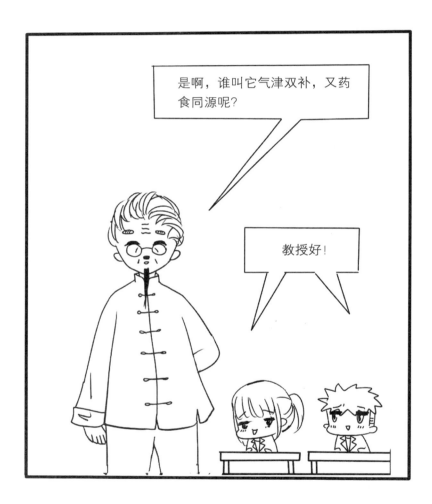

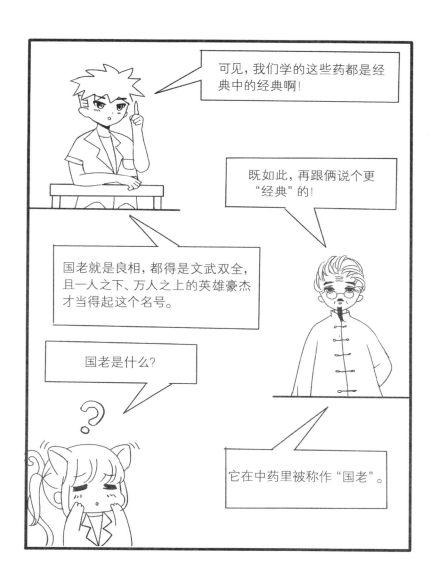

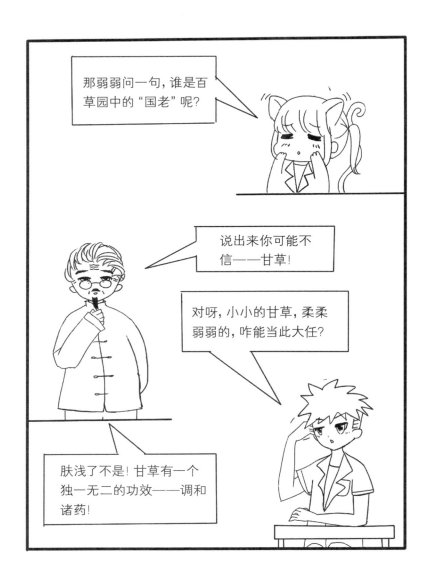

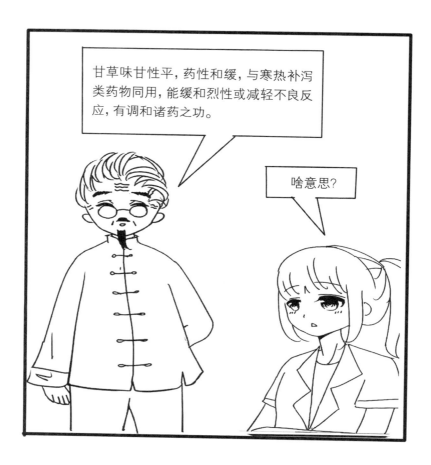

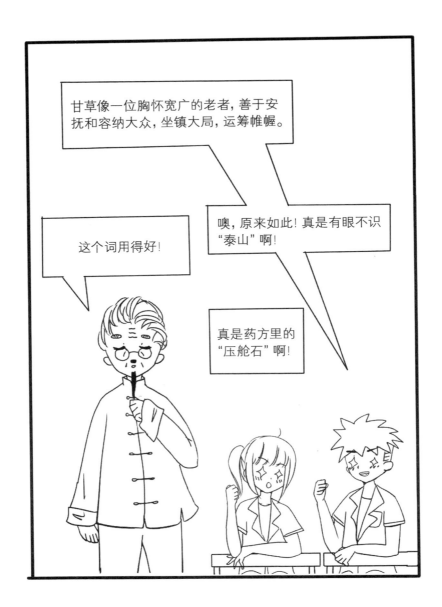

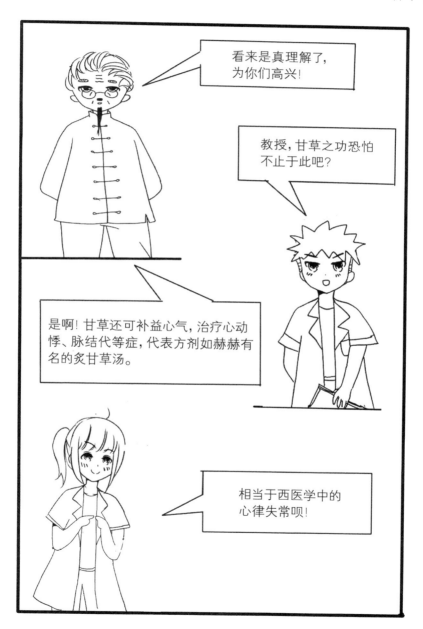

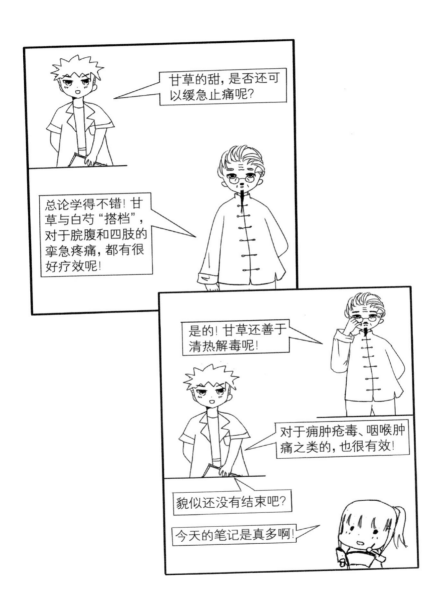

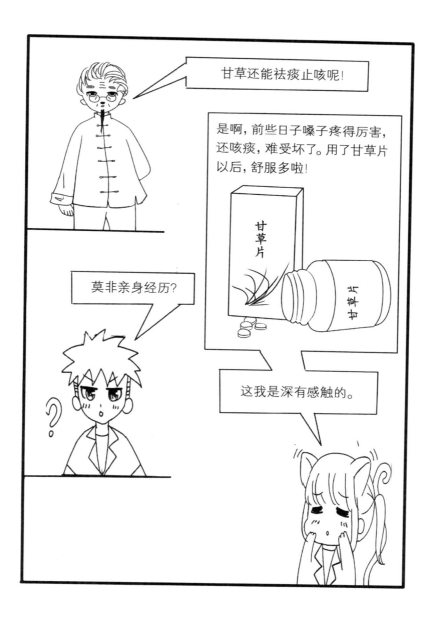

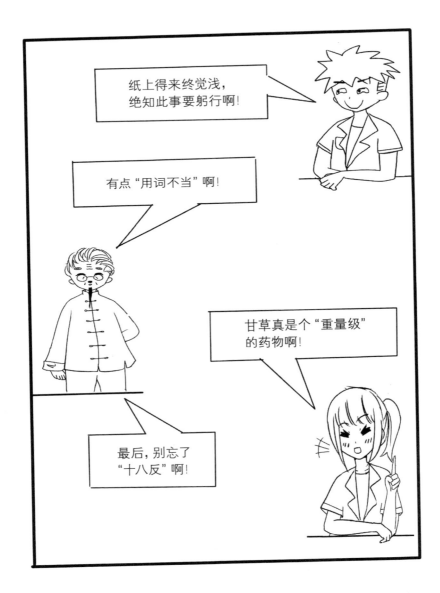

家有一老，如有一宝——甘草（补阴药）

砂锅中的药，不论"平民"还是"贵族"，不论"刚猛强劲"还是"冷峻忧郁"，只需与甘草在一起慢慢煎熬，就会褪去身上哪怕是一丝一毫的"棱角"，变得温柔和缓，易入中洲，达到最佳的疗效。"国老"之誉，名不虚传！

中药里的"伟哥"
——淫羊藿、鹿茸等（补阳药）

导读：

　　它们为中华民族的生息繁衍做出了神奇的贡献，它们消除了老者们年深日久的顽痛，它们实现了新人们苦苦等待的企盼，它们是中药里的"伟哥"，演绎着别样绚烂的神奇。

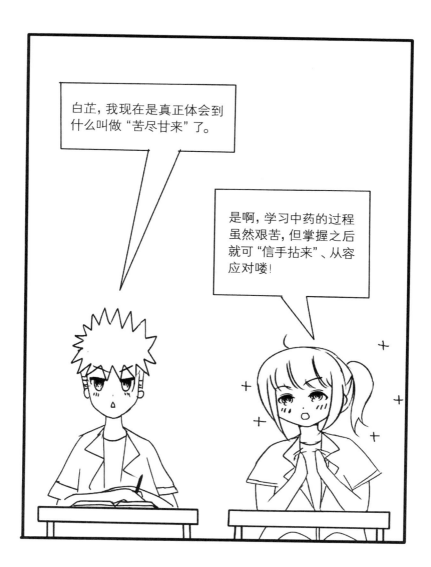

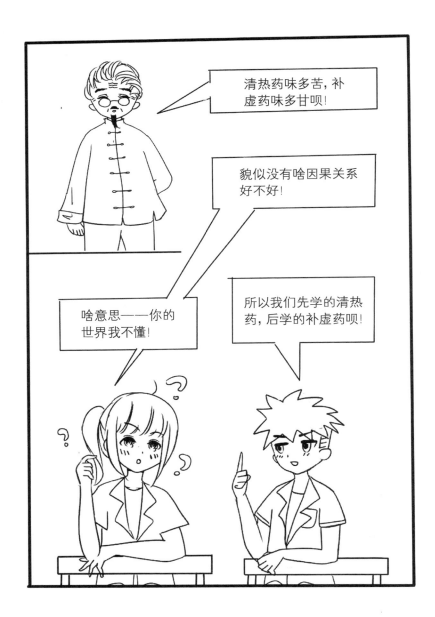

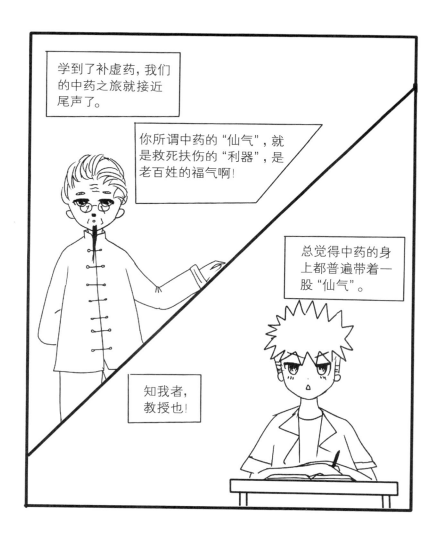

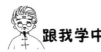

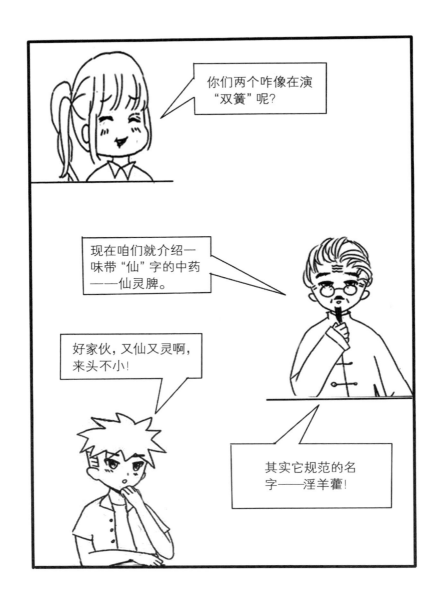

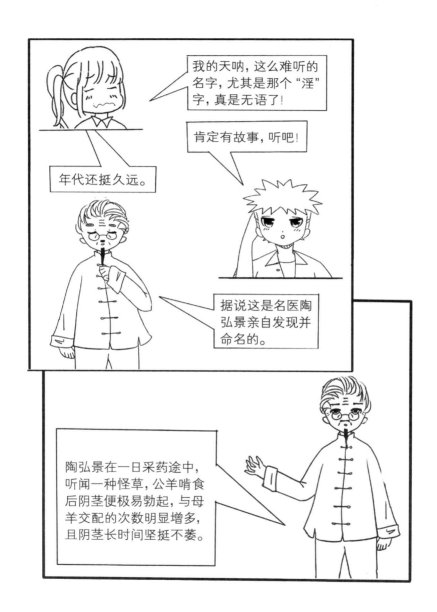

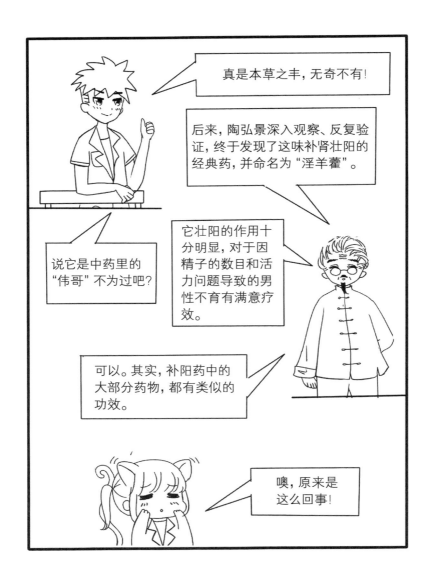

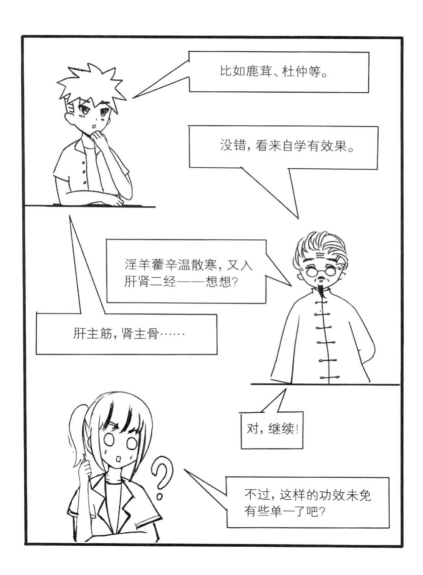

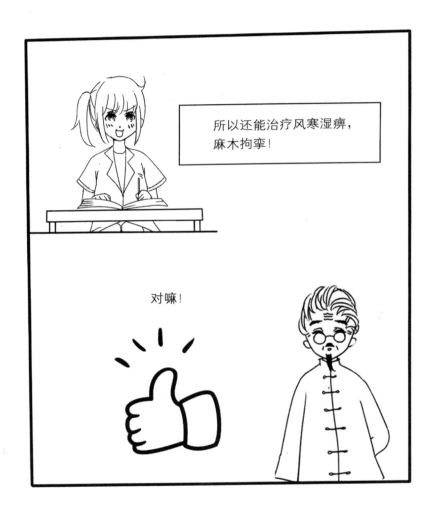

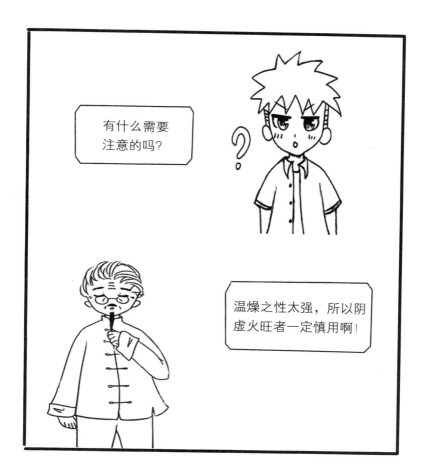

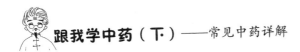

不知为何，时下不孕不育的患者确实不少，但也给淫羊藿们"施展拳脚"的良机。科普一下，男性不育的六大主因：精寒、气衰、痰多、浮火、纵欲、气滞。药疗始终是被动的，第二位的。如果继续"以酒为浆，以妄为常"，恐怕再多的淫羊藿也无济于事。

究竟是虫还是草
——冬虫夏草（补阳药）

导读：

"一物竟能兼动植，世间物理信难穷。"蒲松龄的惊呼激励着人们不断奋斗，终于揭开了它最最神秘的面纱，回答了一个神鬼莫测的惊世一问：是虫，还是草？

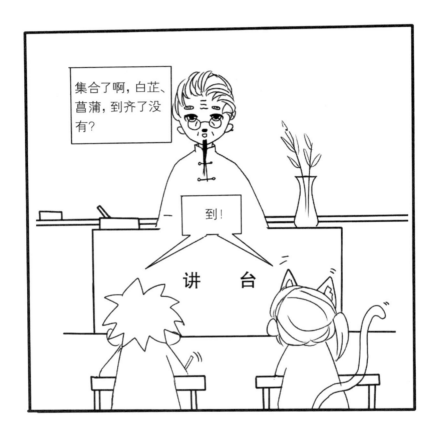

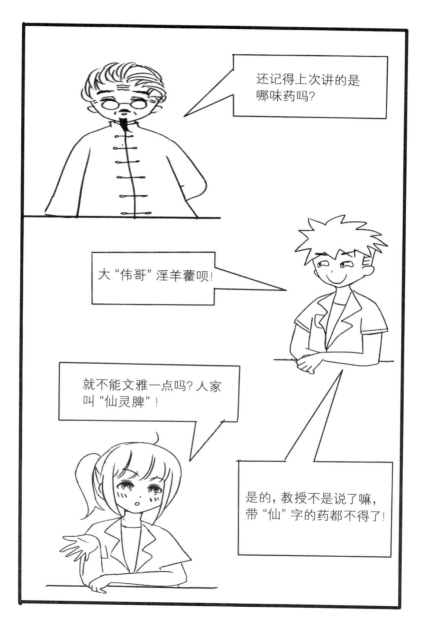

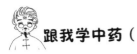

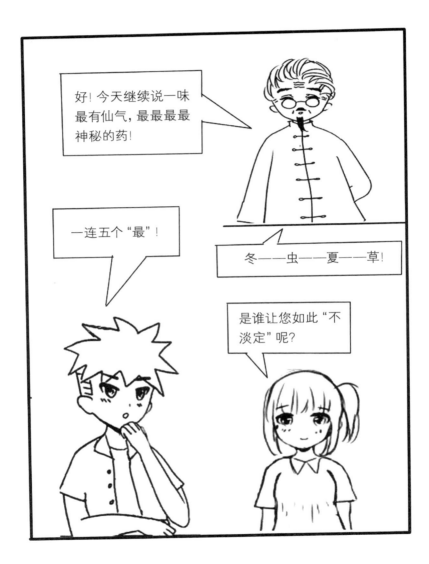

究竟是虫还是草——冬虫夏草（补阳药）

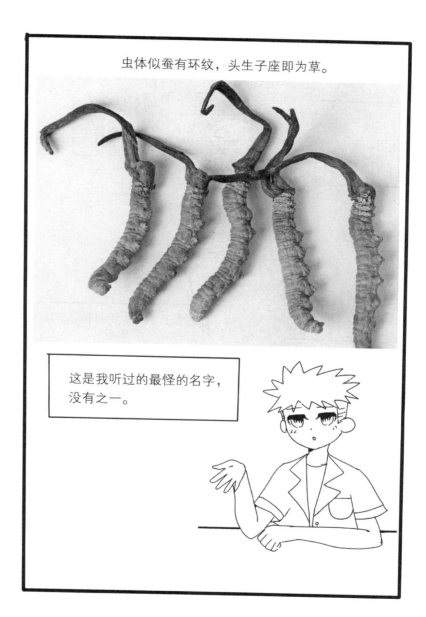

虫体似蚕有环纹，头生子座即为草。

这是我听过的最怪的名字，没有之一。

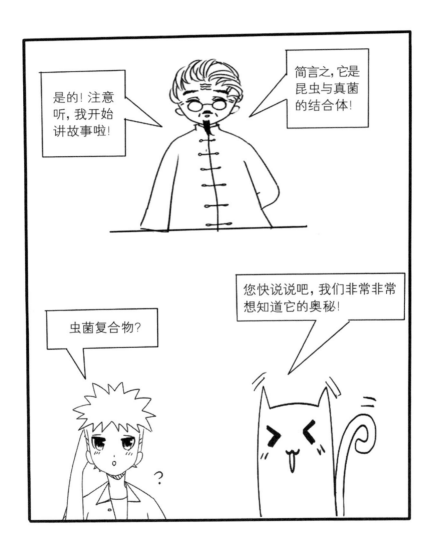

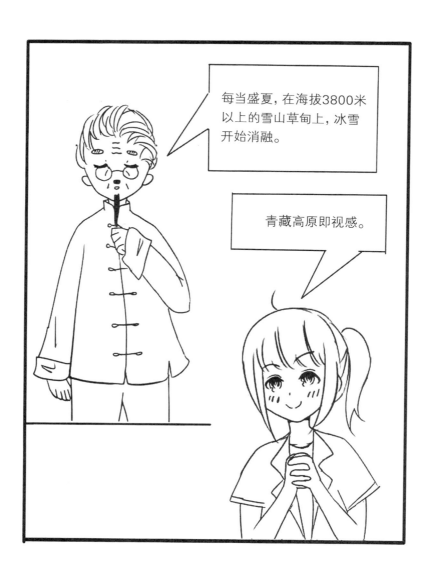

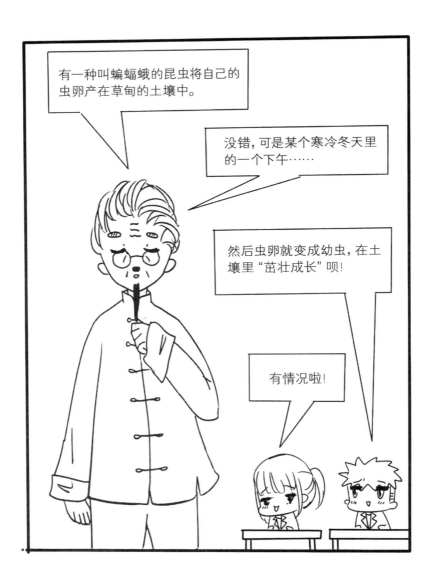

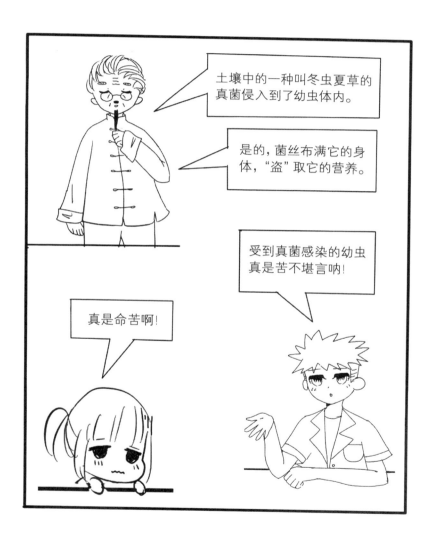

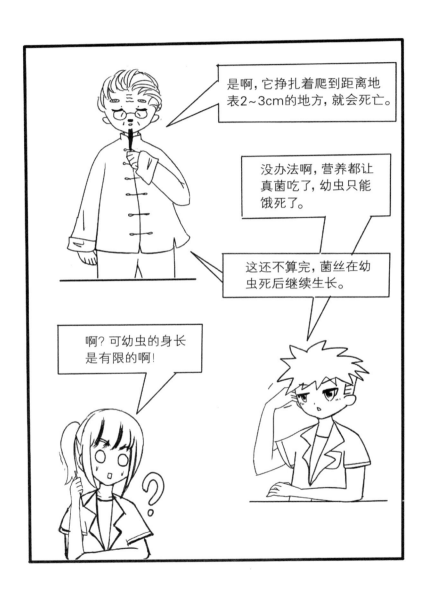

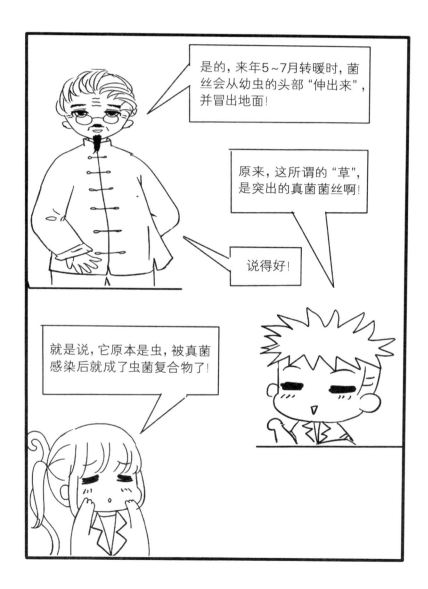

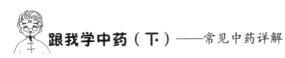

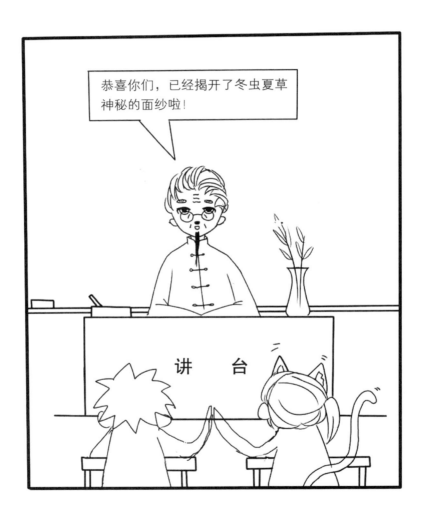

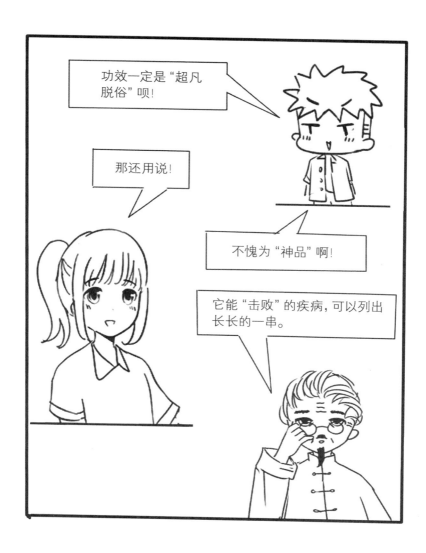

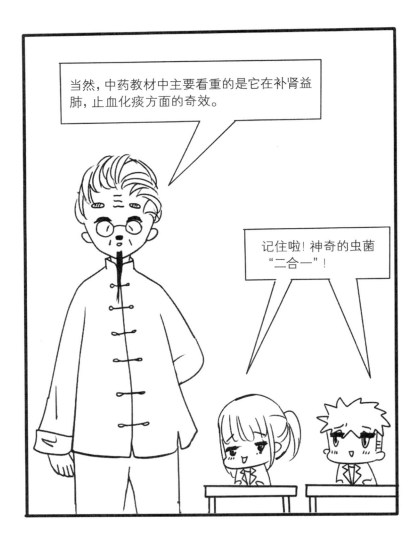

究竟是虫还是草——冬虫夏草（补阳药）

　　冬虫夏草是苍天对青藏高原的绝佳馈赠，能对人体起到几乎全面的保健与治疗作用。自从在《本草从新》中隆重登场以来，虫草以无与伦比的神奇功效征服了一个又一个疑难杂症。膜拜吧，中华仙草！

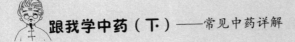

十方九归
——当归（补血药）

导读：

人类服用当归，已有两千多年的历史。早在《尔雅》中，当归便"崭露头角"，因为它的绿叶白花和芹菜很像，故又称"山芹"。当归这个动听名字的背后，蕴藏着掌管一切血病的威严与贴心。

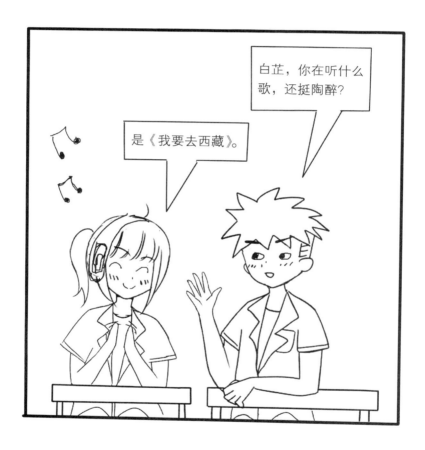

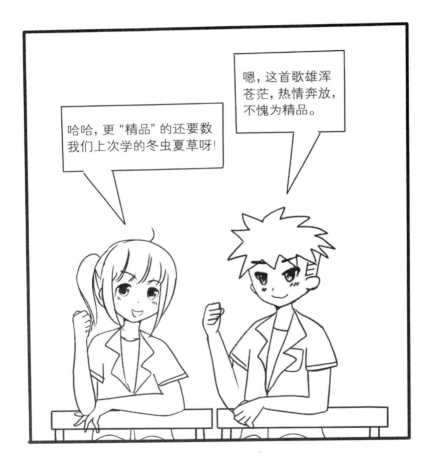

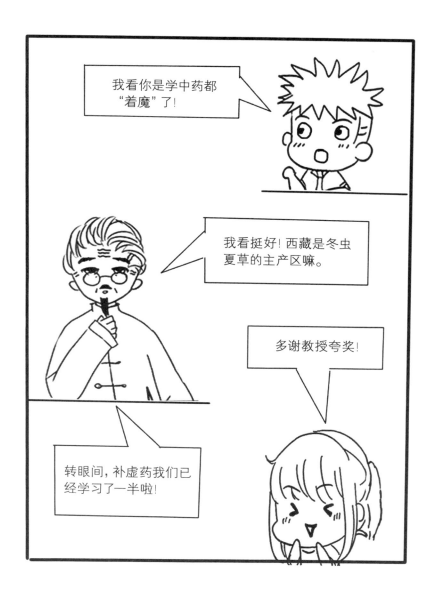

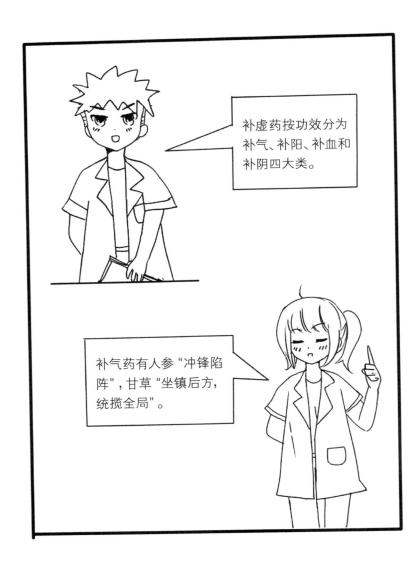

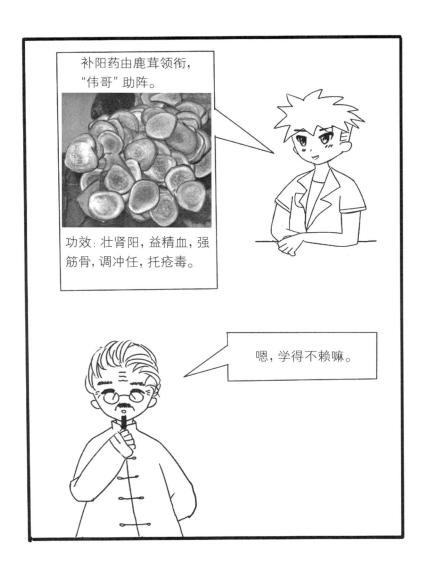

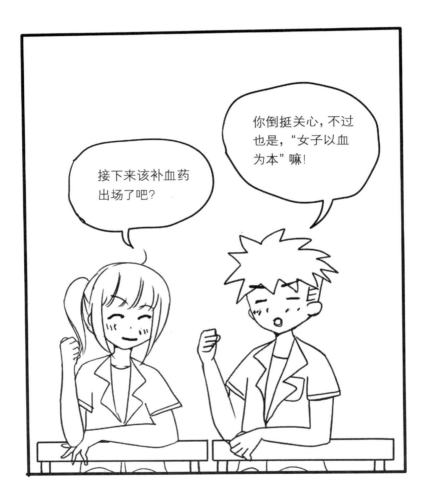

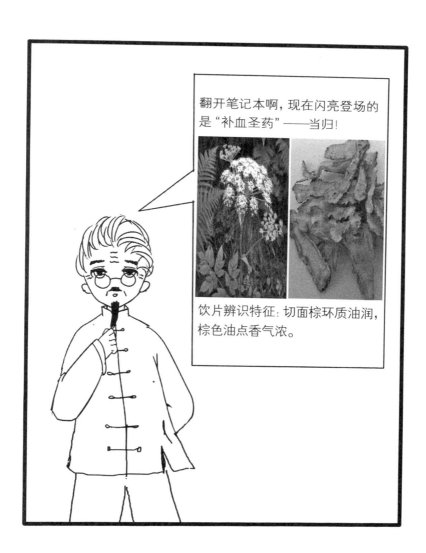

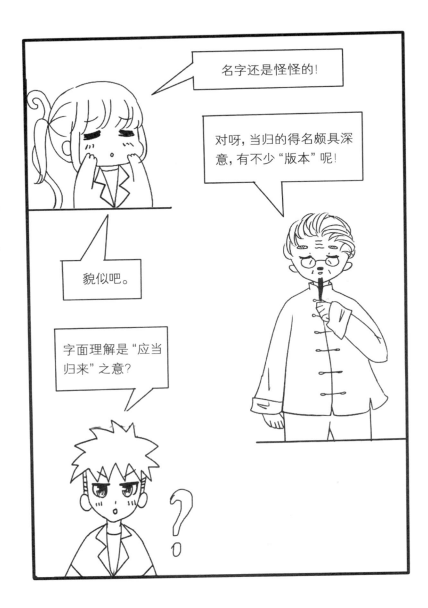

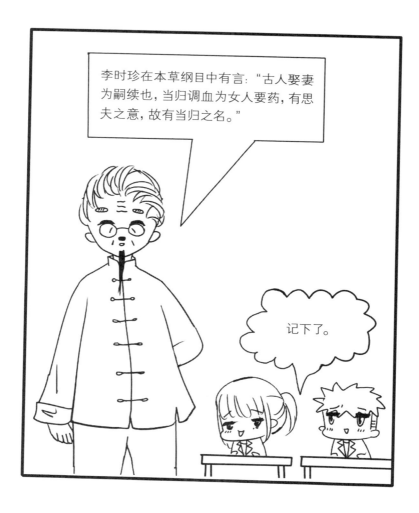

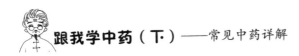
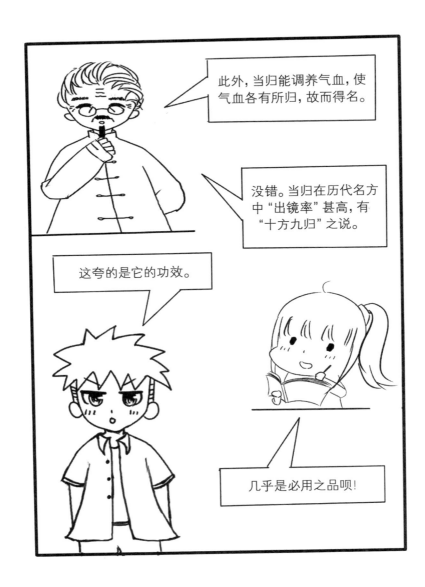

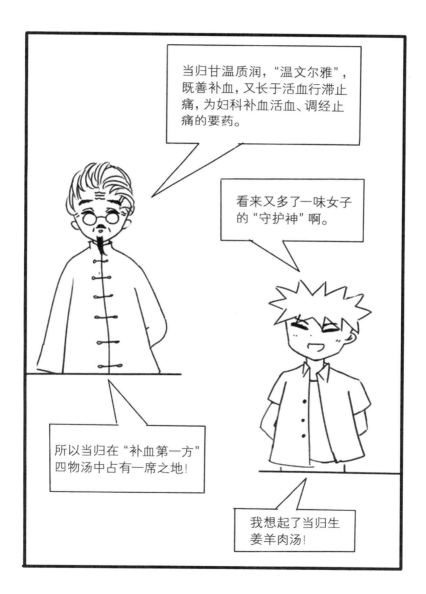

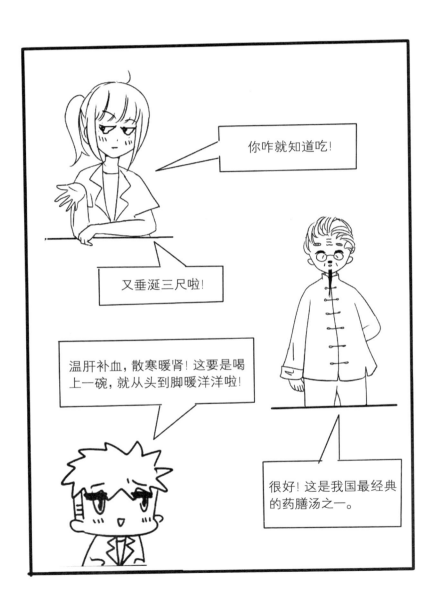

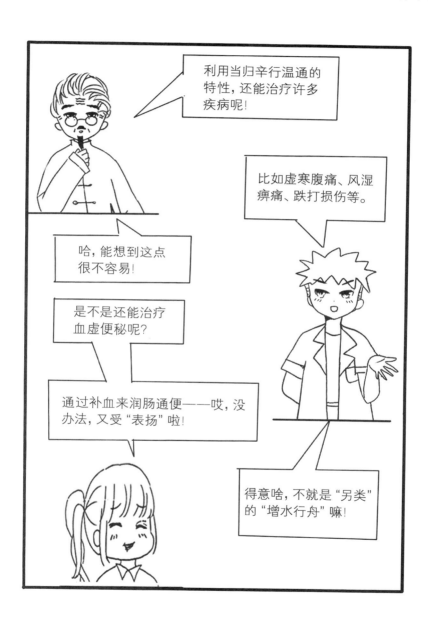

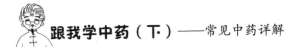

　　"血药不容舍当归"——在临床上治疗女性疾病时，当归都是"当仁不让"的主力军。气血不和，心乱神迷之时，一定不要忘了煎一剂当归，将愁苦与思怨一饮而尽，一扫而光！

慈禧太后的大恩人
——阿胶（补血药）

导读：

"铅华洗尽依丰盈，鱼落荷叶珠难停。暗服阿胶不肯道，却说生来为君容。"阿胶，使风华绝代的杨贵妃永葆青春，也使濒临绝望的慈禧迎来辉煌的拐点。

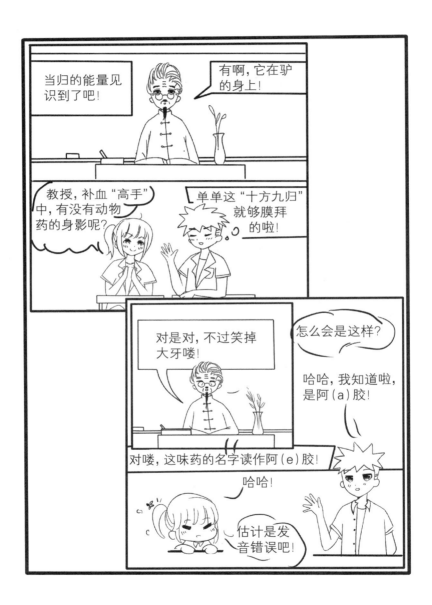

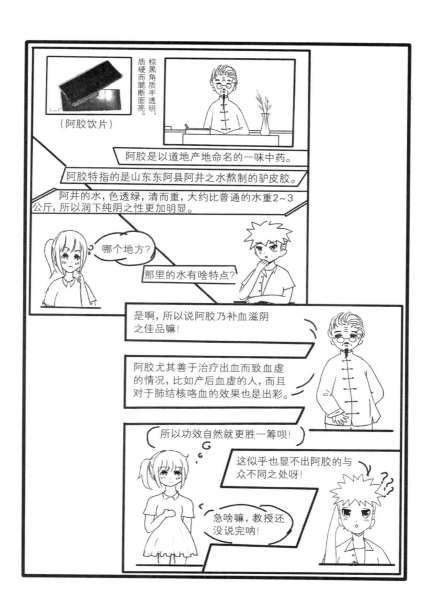

（阿胶饮片）

棕黑色角质半透明，质硬而脆，断面亮。

阿胶是以道地产地命名的一味中药。

阿胶特指的是山东东阿县阿井之水熬制的驴皮胶。

阿井的水，色透绿，清而重，大约比普通的水重2~3公斤，所以润下纯阴之性更加明显。

哪个地方？

那里的水有啥特点？

是啊，所以说阿胶乃补血滋阴之佳品嘛！

阿胶尤其善于治疗出血而致血虚的情况，比如产后血虚的人，而且对于肺结核咯血的效果也是出彩。

所以功效自然就更胜一筹呗！

这似乎也显不出阿胶的与众不同之处呀！

急啥嘛，教授还没说完呐！

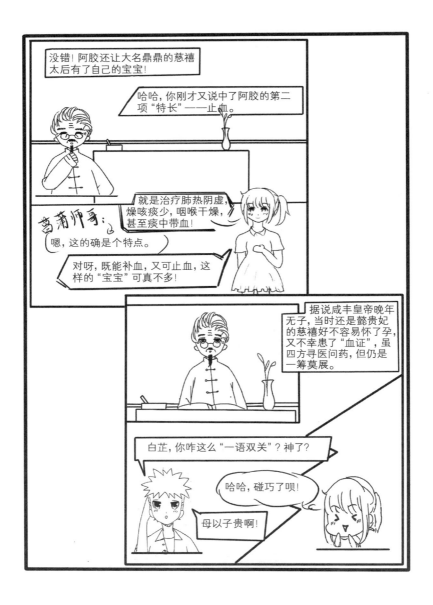

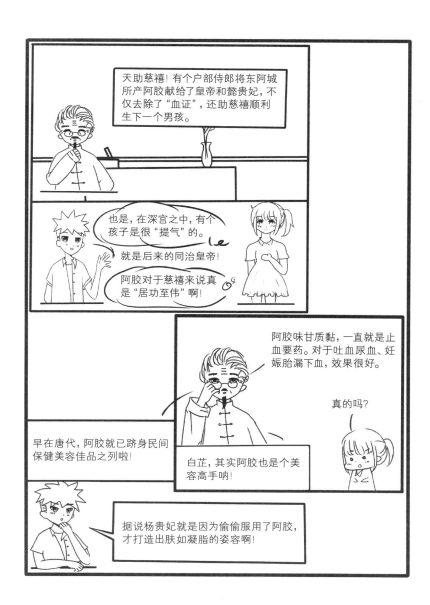

李时珍在《本草纲目》中对阿胶青睐有加，将其与人参、鹿茸并称为"中药三宝"。真正让它受历代君王和医家恩宠的，便是在经产病领域彰显的无与伦比的神奇疗效。

护嗓良将
——石斛（补阴药）

导读：

它被列为"中华九大仙草"之首，独享"千年润"的美名，它还有个漂亮的名字——金钗。别误会，它不是红楼梦中的佳丽，而是中药里的"护嗓良将"。

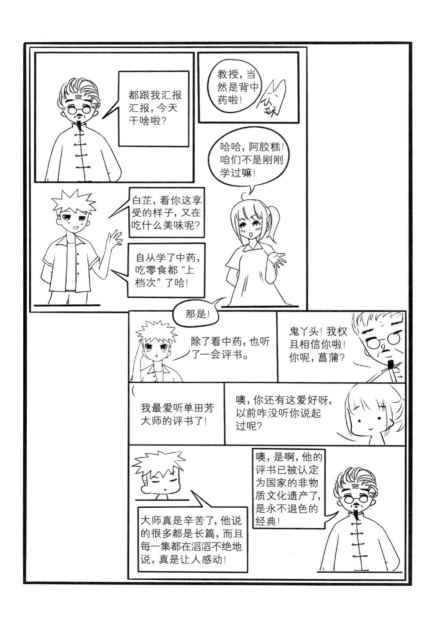

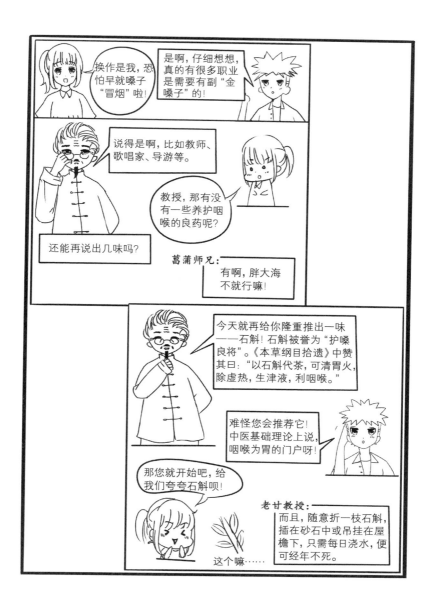

换作是我，恐怕早就嗓子"冒烟"啦！

是啊，仔细想想，真的有很多职业是需要有副"金嗓子"的！

说得是啊，比如教师、歌唱家、导游等。

教授，那有没有一些养护咽喉的良药呢？

还能再说出几味吗？

菖蒲师兄：

有啊，胖大海不就行嘛！

今天就再给你隆重推出一味——石斛！石斛被誉为"护嗓良将"。《本草纲目拾遗》中赞其曰："以石斛代茶，可清胃火，除虚热，生津液，利咽喉。"

难怪您会推荐它！中医基础理论上说，咽喉为胃的门户呀！

那您就开始吧，给我们夸夸石斛呗！

老甘教授：

而且，随意折一枝石斛，插在砂石中或吊挂在屋檐下，只需每日浇水，便可经年不死。

这个嘛……

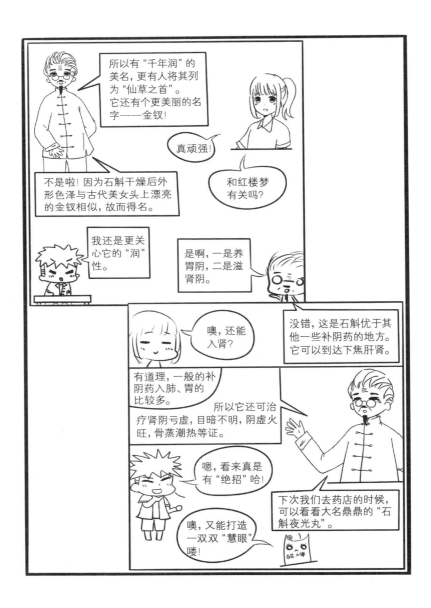

　　谁曾想，"回眸一笑百媚生"的"金钗"，居然能和中药扯上关系？本草有时候就是这么神奇！我们说石斛的确很名贵，并不是因为它"金光闪闪"的外表，而是因为只有经历了与万丈深渊的擦肩而过，才能体会出石斛"绝处逢生"的坚韧与笃定！

神龟的护身符
——龟甲、鳖甲（补阴药）

导读：

龟的身上，承载着厚重繁盛文明和亘古不变的渴望。它战胜了斗转星移的时代变迁和适者生存的优胜劣汰，顽强地生存至今，它就是活生生的神灵和经典。

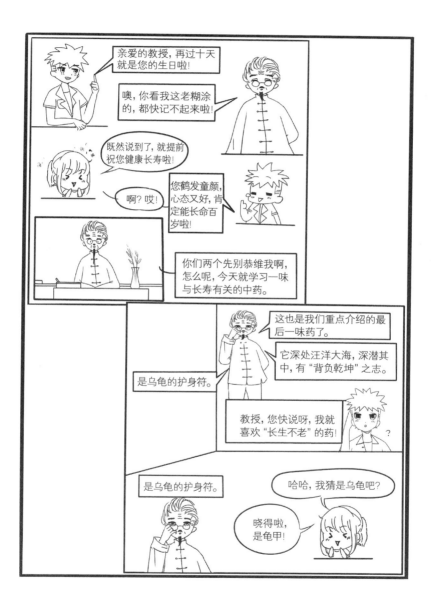

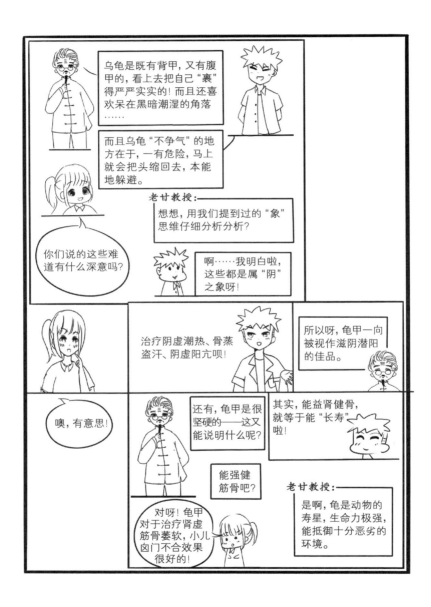

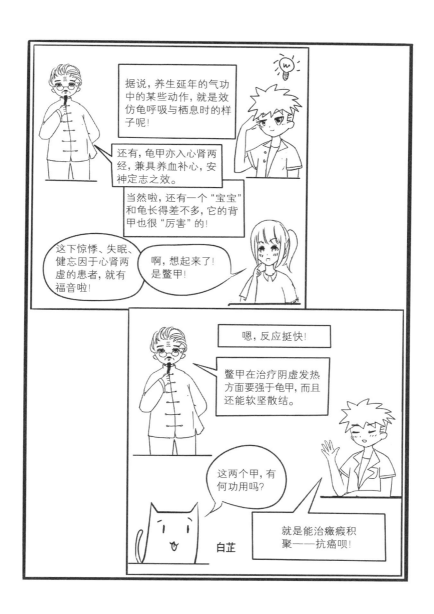

据说，养生延年的气功中的某些动作，就是效仿龟呼吸与栖息时的样子呢！

还有，龟甲亦入心肾两经，兼具养血补心，安神定志之效。

当然啦，还有一个"宝宝"和龟长得差不多，它的背甲也很"厉害"的！

这下惊悸、失眠、健忘因于心肾两虚的患者，就有福音啦！

啊，想起来了！是鳖甲！

嗯，反应挺快！

鳖甲在治疗阴虚发热方面要强于龟甲，而且还能软坚散结。

这两个甲，有何功用吗？

白芷

就是能治癥瘕积聚——抗癌呗！

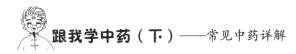
龟和鳖其实挺"低调"的，动不动就"埋头"苦干，看似默默无闻。可它们在医学领域早就因具有滋补佳效而久负盛名。如果您仅仅认为它们的身上只有甲片能入药，那就真是孤陋寡闻啦！

五味咸备的佳品
——五味子（收涩药）

导读：

就是有这么一颗近乎"完美"的果子，兼具酸苦甘辛咸五种味道。刚一入口，便难以忘怀，因为它不仅是味良药，更是人生的精粹和岁月的浓缩。

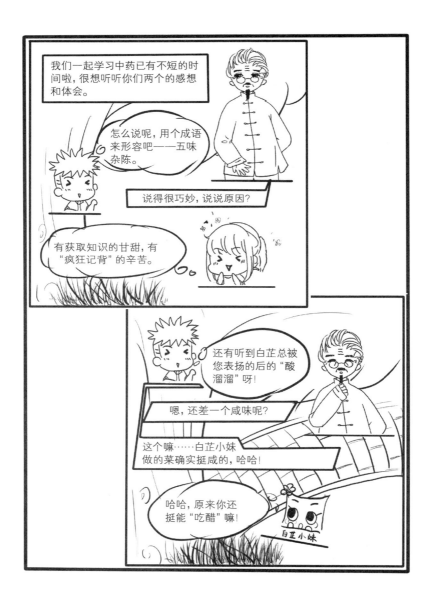

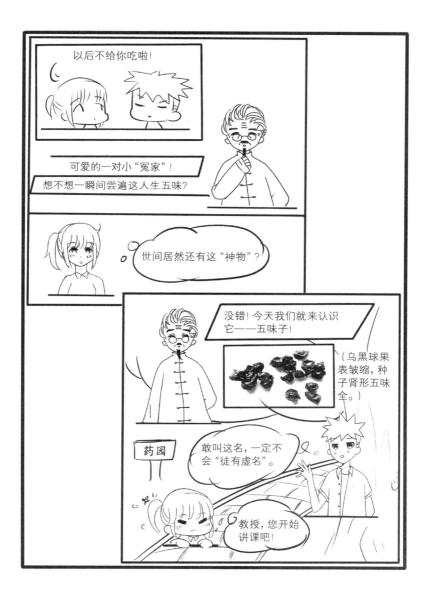

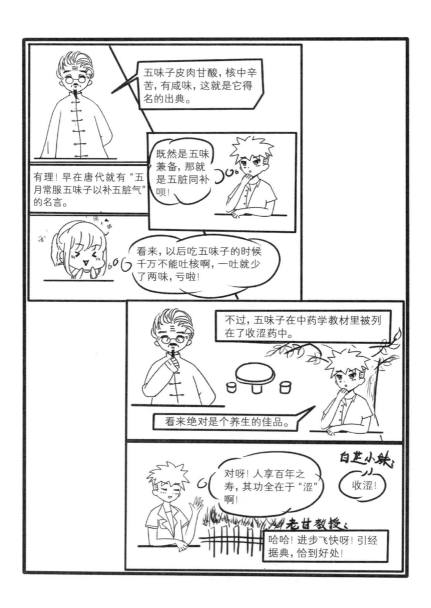

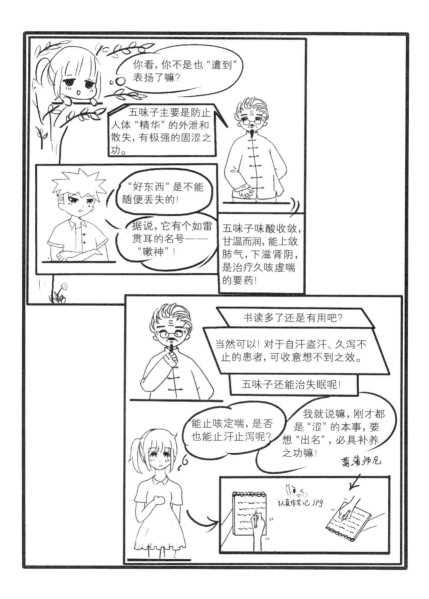

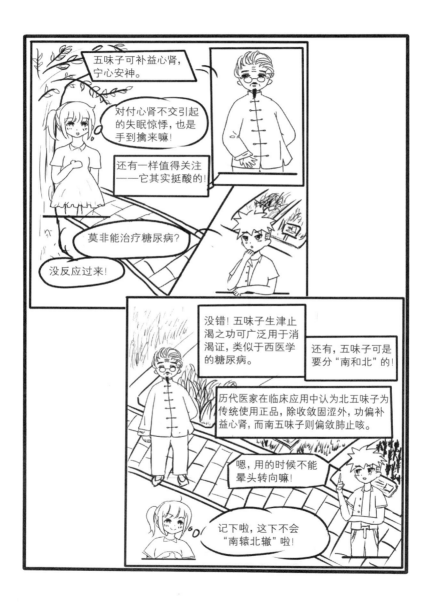

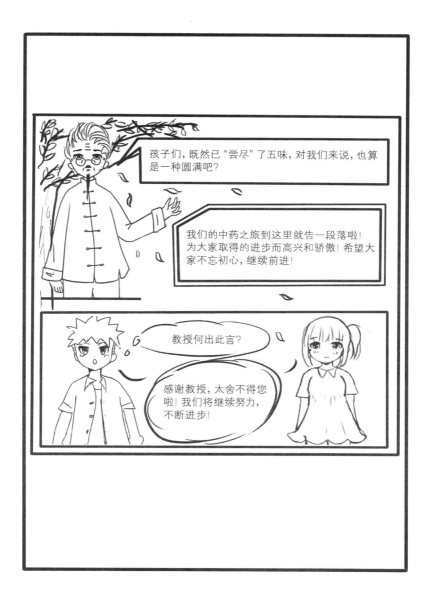

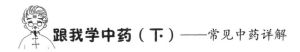

中药之旅，风尘仆仆，一路走来，充实而幸福！感谢始终如一的鼓励与陪伴，感恩不辞辛劳的谆谆教诲，感激中药世界的博大精深！衷心希望大家能在"五味杂陈"的本草之香中品味中医学的醇厚与壮丽！